Le Miel

Résurgence d'un remède millénaire

Avertissement

Ni l'auteur ni l'éditeur ne sont responsables des dommages présumés ou réels qui pourraient découler d'une mauvaise pratique ou interprétation des lecteurs, ou de l'application directe ou indirecte des conseils présentés dans cet ouvrage. Les recommandations contenues dans ce livre ne remplacent pas le diagnostic et les conseils des services médicaux, et ne doivent en aucun cas se substituer à un traitement médical.

Bernard Bertrand
directeur de collection

ISBN : 978-2-35981-162-9
Dépôt légal : février 2022

Éditions de Terran – 355, rue de la Montagne-Noire – 31750 Escalquens
terran@piktos.fr
www.terran.fr
@editionsdeterran
Éditions de terran

Joseph Hemmerlé

Préface d'Anne Schneider

Postface de Vincent Ball

Le Miel

Résurgence d'un remède millénaire

terran

Sommaire

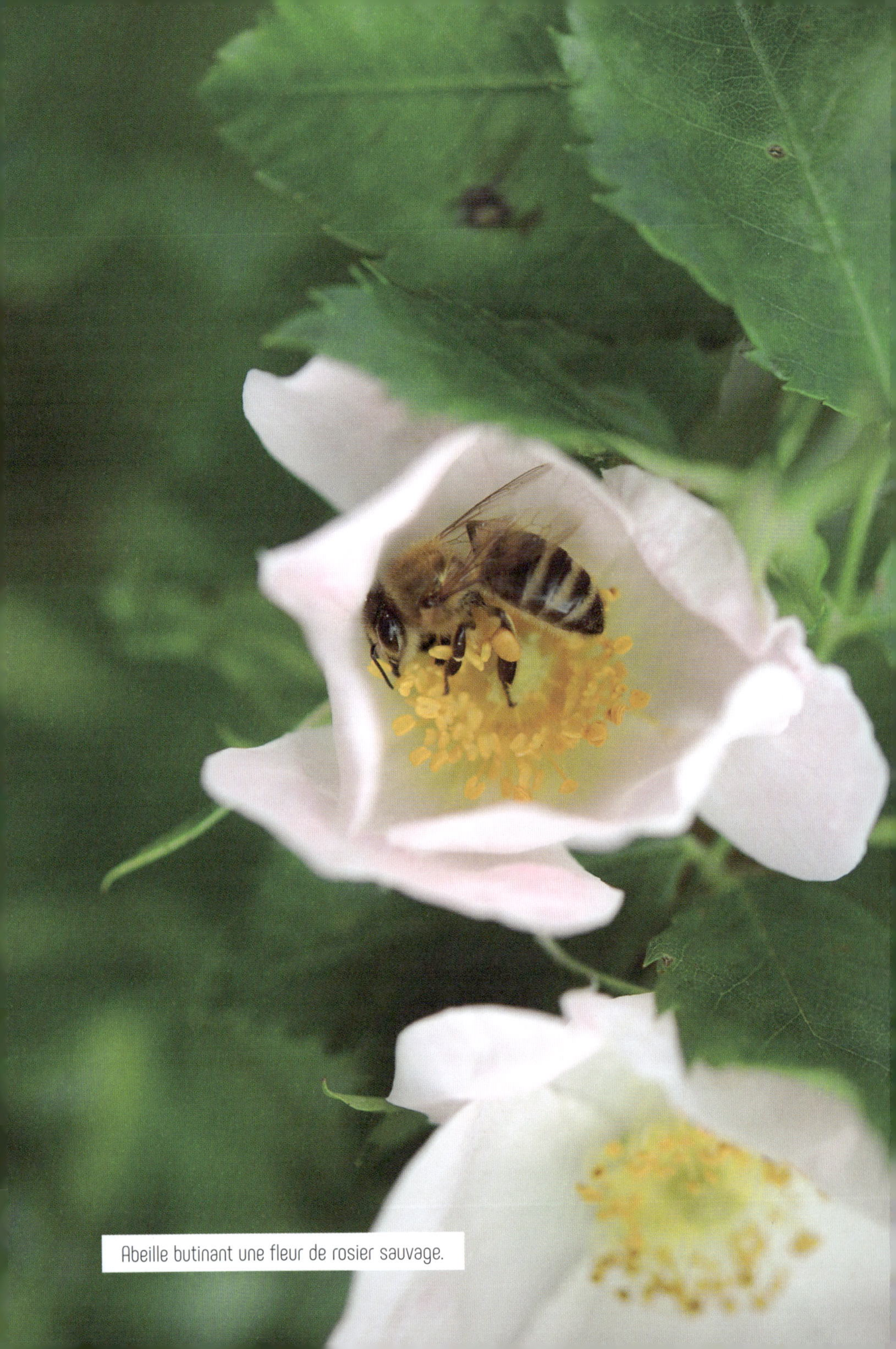

Abeille butinant une fleur de rosier sauvage.

Préface

Depuis la nuit des temps, le miel est connu pour ses multiples vertus et bienfaits ainsi que pour sa haute valeur nutritionnelle. Les littératures scientifique et empirique regorgent d'articles et d'ouvrages qui nous livrent des informations qui sont, la plupart du temps, imprécises, voire erronées, et dont le lecteur ne sait que faire d'un point de vue pratique. Mais que sait-on vraiment de ce nectar doré, de ses utilisations courantes ou de ses bénéfices pour la santé ?

L'auteur, riche d'une longue expérience scientifique (docteur en biophysique et ingénieur de recherche à l'Inserm) et d'une expertise apicole reconnue (apiculteur de terrain, moniteur et rédacteur apicole), dissèque littéralement les composants et les propriétés des miels. Le livre condense tout ce que l'on devrait savoir sur ceux-ci. Les multiples domaines abordés sont largement documentés : la fabrication du miel, sa composition, ses principes actifs et leurs modes d'action ; tous les sujets sont discutés, même les plus sensibles tels que la carie dentaire, le diabète ou encore les miels toxiques.

Le livre de Joseph Hemmerlé s'adresse à tous les publics, des plus novices aux plus chevronnés dans l'utilisation des miels. Le recueil éclaire les usagers du produit sur ses réelles potentialités sans éluder ses limites. Il répond de manière argumentée à toutes les questions que l'on pourrait, et que l'on devrait même, se poser sur le sujet. Un socle exhaustif de références bibliographiques donne du crédit à l'ouvrage et de nombreuses illustrations clarifient le propos.
L'originalité de ce livre est de permettre à tout un chacun de choisir le miel le plus adapté pour un usage donné à partir de critères simples mais pertinents. De plus, l'ouvrage se garde de vanter des recettes miracles et sa construction basée sur des regroupements thématiques de sujets traités indépendamment facilite la recherche d'informations : d'une certaine façon, c'est un vade-mecum.
En deux mots, avec ce livre les amateurs de miel disposent enfin d'un guide aussi complet qu'utile.

Dre Anne Schneider
Docteure en médecine, spécialisée en chirurgie infantile

« Le miel n'est pas fait pour la bouche de l'âne. »

Dans *L'Ingénieux Noble Don Quichotte de la Manche*
de Miguel de Cervantès

Avant-propos

Le miel est un aliment à haute valeur symbolique et nutritionnelle, au même titre que le lait. C'est un produit naturel convoité de tous temps par l'homme, mais aussi par toutes sortes de mammifères, tels que le chimpanzé, l'ours et le ratel, par exemple. Le miel était déjà glorifié dans des textes anciens. Ainsi, selon le livre biblique de l'Exode, la Terre promise était un pays où ruisselaient le lait et le miel. Notons que le miel est l'un des derniers aliments naturels non transformés à notre disposition. Il est directement issu de la ruche. De plus, il est souvent un aliment de proximité, accessible chez l'apiculteur local. Le coût énergétique de son transport est donc modéré.

Jusqu'à l'avènement du sucre de canne, puis de celui de betterave, le miel était la principale substance sucrante. Il était également employé comme remède populaire. À ce sujet, Hippocrate (460-377 AEC) écrivit dans son *Traité des affections* : « Le vin et le miel sont merveilleusement appropriés à l'homme… » Les propos du médecin de la Grèce antique se rapportent autant aux aspects nutritionnels que thérapeutiques. Par ailleurs, pour son alimentation, l'homme obéit aussi à des prescriptions culturelles et sociales. Comme le disait le médecin nutritionniste Jean Trémolières (1913-1976) : « L'homme ne se nourrit pas seulement de nutriments, mais aussi de symboles. » Or, de ce point de vue, le produit de la ruche est hautement emblématique.

La plus ancienne représentation d'une cueillette de miel d'abeilles sauvages date de la période du Néolithique (environ 7000 AEC). Il s'agit d'une peinture rupestre découverte au début du XXe siècle dans les grottes de l'Araignée en Espagne. D'autre part, un papyrus égyptien datant du XVIe siècle avant l'ère commune, appelé « papyrus Ebers », fait état de multiples préparations médicinales à base de miel pour des usages externes et internes. La Bible nous apprend aussi que le roi Salomon encourageait la consommation de miel et que le prédicateur Jean le Baptiste consommait du miel sauvage lors de son périple dans le désert. De surcroît, des écrits de l'époque romaine rapportent que le pharmacologue Dioscoride, le médecin Galien et le naturaliste Pline en vantaient les vertus médicinales. Enfin, on sait qu'au Moyen Âge le miel était très utilisé en cuisine et que des médecins arabes l'incorporaient dans des préparations pharmaceutiques. Au bout du compte, son utilisation apparaît aussi ancienne qu'universelle. Les formes galéniques, utilisées jusqu'à la fin du XXe siècle, étaient des plus variées, telles que :

- L'électuaire, un remède pâteux administré par voie orale ;
- Le mellite, un sirop préparé avec du miel et des extraits de plantes ;
- L'oxymel, un sirop aigre-doux à base de plantes aromatiques.

La production mondiale de miel est d'environ 1,6 million de tonnes par an. La consommation française de miel est, quant à elle, de 600 grammes par habitant et par an. En France, on consomme donc près de 1,3 kilogramme de miel par seconde, soit près de 110 tonnes par jour ; c'est dire l'importance du produit. Mais le miel est plus qu'un aliment. Bien sûr, il trouve toute sa place à table comme édulcorant, en pâtisserie et dans l'industrie agroalimentaire, ainsi que dans les sphères cosmétiques et médicales. Concernant cette dernière application, force est de reconnaître que l'élixir des abeilles se retrouve souvent sur un fil, entre défenseurs des médecines naturelles et chantres de la démonstration scientifique. En effet, le miel entraîne avec lui un réseau d'utilisateurs convaincus qui grossit autant que le cercle de ses détracteurs. Lorsque promesses et reproches se font face, il faut savoir sortir d'un jugement exclusivement binaire et laisser la question pénétrer les consciences. Seule une connaissance approfondie additionnée d'un esprit critique évite des espoirs infondés, fait reculer les flux de crédulité, réduit les espaces de radicalité et, à l'inverse, ouvre grand la porte à des emplois raisonnés du produit de la ruche. Il serait effectivement regrettable que le désenchantement fasse suite à l'exaltation… Promouvoir les intérêts du miel, c'est pointer et révéler ses réelles potentialités et non pas faire miroiter une utopique totipotence de la substance ! Des emportements sur les pouvoirs du miel peuvent même participer au rejet instinctif de la mesure qu'ils étaient censés défendre. Même si ses principes actifs sont bien réels, l'ignorance de ses mécanismes d'action peut conduire à des mésusages qui pourront être improprement considérés comme des preuves d'inefficacité. Et un tel raccourci entre mauvais usage et déconvenue apportera encore du fiel au moulin des plus critiques. C'est une raison de plus, et pas des moindres, de bien connaître le produit.

L'ouvrage n'occulte pas les limites (thérapeutiques) du miel et veut encore moins les effacer. Au contraire, il les identifie, les définit et les souligne. Néanmoins, il prône de possibles dépassements de ces limites grâce à des connaissances approfondies et des utilisations raisonnées du produit de la ruche. Rappelons, à ce propos, que l'étymologie latine *limitis* du mot « limite » fait référence à un chemin bordant un domaine et non à un mur d'enceinte. De plus, le livre vise à expliquer, des fois à corriger et souvent à améliorer des emplois traditionnels du miel sur la base de données scientifiques issues de recherches récentes. Il aborde la question sous un angle novateur et aspire à éclairer le domaine.

Manifestement, la façon de regarder une chose influence la perception qu'on en a. Même si c'est caricatural, gageons qu'un apiculteur aura naturellement la propension à émettre un avis plus élogieux sur les pouvoirs du miel qu'un pharmacien. Bien entendu, l'analyse d'une question scientifique devrait toujours se faire sur la base d'une totale neutralité de l'évaluateur. Mais une neutralité absolue est de l'ordre du fantasme. Les hypothèses de Louis Pasteur (1822-1895) contre la génération spontanée n'étaient-elles pas orientées par ses convictions religieuses ? Bien que Claude Bernard (1813-1878), fondateur de la médecine expérimentale, affirmait que la simple observation empirique était stérile et ne pouvait pas être objective parce qu'elle ne protégeait pas contre ses propres biais, un raisonnement inductif qui essaye de dégager des lois générales à partir de faits particuliers ne peut pas être désavoué d'emblée ni être complètement rejeté. Vouloir tester la résistance d'une hypothèse est une approche scientifique indiscutablement louable et d'ailleurs hautement souhaitable. Pour autant, elle n'est pas toujours facile à mettre en œuvre dans le monde réel, et en particulier pour des sujets de niche comme celui qui est traité ici. Pour finir, il convient de rappeler qu'Albert Einstein (1879-1955), évoquant les expériences de pensée qui l'avaient aidé à résoudre des problèmes fondamentaux, affirma : « L'imagination est plus importante que le savoir. » L'expérimentation qui s'appuie sur une intentionnalité structurée de mener des expériences et la créativité peuvent donc faire un bout de chemin ensemble…

L'objectif de ce livre est de donner les clés qui permettent d'y voir plus clair dans nos pots de miel. Il aborde, sans filtre, toutes les facettes du produit : sa composition, ses propriétés, ses potentielles vertus, son emploi médicinal, ses effets sur les dents et la glycémie, ainsi que les aspects diététiques, l'existence de toxicités et d'allergies. L'ouvrage veut se mettre au service de la diffusion des connaissances. Il aide les consommateurs et utilisateurs de miels à comprendre les idées-forces et à les appliquer de manière réfléchie et mesurée. Il est conçu pour guider l'amateur de miel sur la voie du discernement.

Ce guide informe les consommateurs et utilisateurs de miel sur les propriétés des différents miels : ce qui semblait complexe devient clair ; ce qui est clair peut devenir utile. En soi, ce recueil ne provoquera pas une révolution copernicienne en termes nutritionnels ou thérapeutiques, mais il donnera certainement de l'effet et de la force aux petits pas (en l'absence de grands pas possibles) offerts par un usage rationnel du miel. En quelque sorte, le présent livre est, pour employer un terme à la mode, un *nudge* (mot anglais signifiant « coup de coude »), une incitation douce à découvrir ou redécouvrir les bienfaits du miel. S'il est vrai qu'il n'a pas disparu de nos tables ni tout à fait des armoires à pharmacie, force est de constater que dans la deuxième moitié du XXe siècle l'élixir des abeilles avait été mis en orbite autour de la planète des remèdes. Ces dernières années, on constate cependant un retour en grâce du produit de la ruche, et le présent livre ambitionne d'accompagner son retour dans l'atmosphère et de maximiser ses bénéfices par une utilisation 2.0.

Partie I

Origine et nature du miel

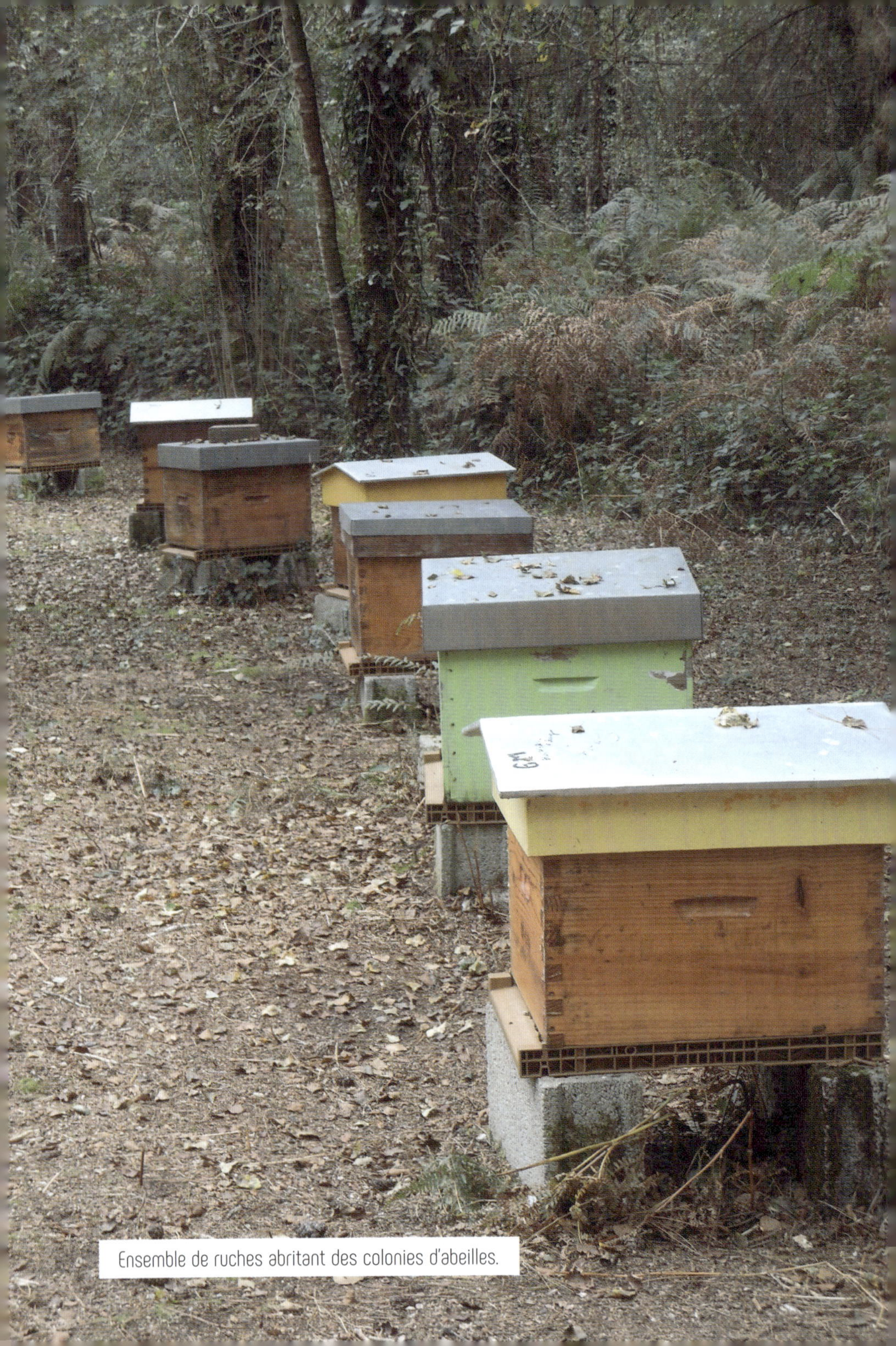

Ensemble de ruches abritant des colonies d'abeilles.

L'apiculture

À l'origine, la relation homme-abeille se limitait à la cueillette de miel. Mais avec le temps et la sédentarisation de l'homme, cette pratique millénaire s'est progressivement muée en une activité d'élevage. La cueillette de miel sauvage a laissé la place à la chasse aux essaims, elle-même remplacée par l'élevage d'abeilles. Dans ses mouvements migratoires, l'homme emportait ses ruches au même titre que ses chiens. Toutefois, la « domestication » de l'abeille n'a pas été aussi complète que celle du ver à soie élevé pour la sériciculture, car l'abeille conserve la faculté de pouvoir retourner à la vie sauvage.
Aujourd'hui encore, son statut reste ambivalent : la dualité sauvage-domestique demeure. En effet, une colonie d'abeilles mellifères peut être facilement récupérée et exploitée par un apiculteur, mais elle peut tout aussi facilement reprendre sa liberté et survivre en totale autosuffisance… Cela dit, l'apiculture représente aujourd'hui un secteur important du monde agricole à plus d'un titre : économiquement parlant, ce domaine d'activité fournit les divers produits de la ruche (miel, cire, propolis, gelée royale, pollen et… essaims d'abeilles) ; écologiquement parlant, la filière apicole contribue indubitablement au maintien de la biodiversité.

Par ailleurs, l'abeille « domestique », qui est un pollinisateur polylectique, joue un rôle majeur et unanimement reconnu dans les productions agricoles et arboricoles, au point qu'elle est utilisée comme un « outil » spécialisé pour la pollinisation des cultures. L'insecte est donc essentiel pour l'alimentation de l'humanité. Contrairement aux abeilles solitaires, qui butinent des fleurs pour satisfaire des besoins à court terme, l'abeille domestique cherche à couvrir des besoins collectifs et constitue des réserves de nourriture ayant pour corollaire une intense activité de butinage. De plus, un comportement de butinage quasi monofloral pendant une période donnée favorise la pollinisation de l'espèce végétale visitée.

À l'instar de la sériciculture, l'apiculture appartient au genre marginal des cultures spécialisées de petits animaux dont l'on recueille des sécrétions. Dans le cas de l'apiculture, on récolte une substance élaborée par l'abeille (le miel) à partir de sécrétions végétales (nectars) ou animales (miellats). D'autre part, une analyse lexicale du vocabulaire apicole révèle plusieurs parallèles avec des techniques propres au domaine végétal. On parle ainsi de la « cueillette » d'un essaim pour désigner sa capture, et des traités d'apiculture qualifient le

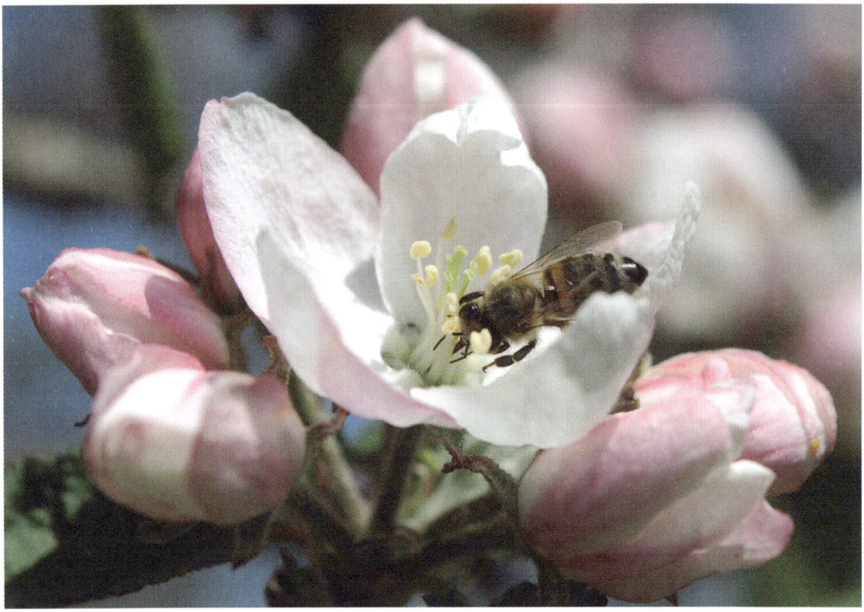

Abeille butinant une fleur de pommier.

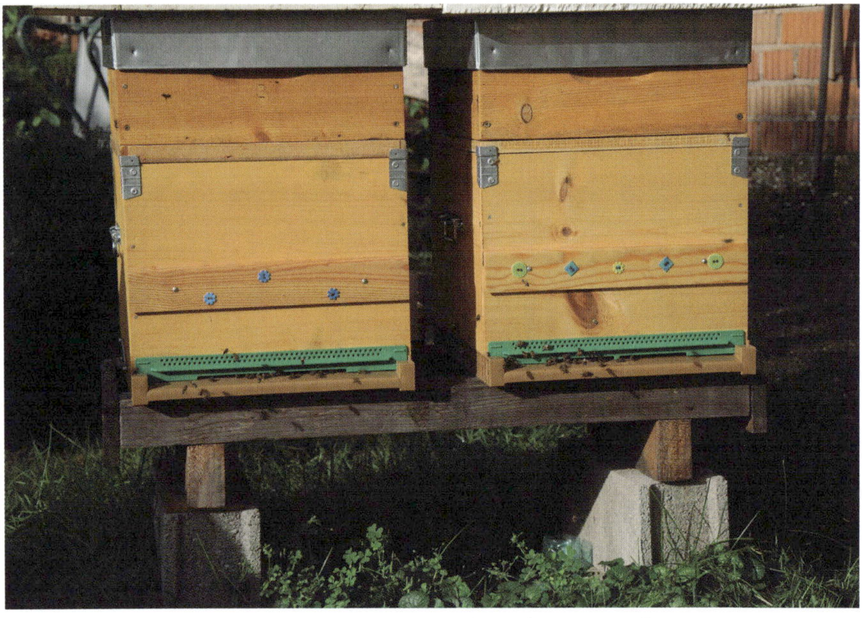

Modèle de ruche comportant un « corps » surmonté d'une « hausse à miel ».

prélèvement du miel comme une « taille » de la ruche. En outre, la formation d'un essaim artificiel est similaire à un bouturage, qui désigne une technique de multiplication de certaines plantes. Plus généralement, le mot « élevage » n'est pas usité pour des animaux n'étant pas directement transformés en produits de consommation humaine (ou animale), d'où le terme « apiculture ».
L'architecture d'une ruche d'abeilles domestiques est structurée avec un stockage du miel dans les parties supérieures de l'abri. Cette organisation spatiale naturelle a permis à l'homme de développer des modèles de ruche pouvant intégrer des « hausses » équipées de cadres mobiles, qui facilitent la récupération du miel sans nuire à, voire détruire, la colonie d'abeilles.

Remarque

Une colonie d'abeilles peut produire, en moyenne, une vingtaine de kilogrammes de miel par an. C'est remarquable ! Pourtant, les quelque 20 000 tonnes de miel (quantité variable selon les années) que produisent les près de 1 million de ruches des plus de 50 000 apiculteurs français ne suffisent pas à couvrir les besoins nationaux, qui sont de l'ordre de 40 000 tonnes.

Le véritable artisan du miel

L'abeille *Apis mellifera*, élevée à grande échelle en apiculture, est le principal représentant des abeilles détenant les secrets de fabrication du miel. Cet insecte est classé dans les unités systématiques suivantes :

- Ordre : Hyménoptères
- Sous-ordre : Apocrites
- Infra-ordre : Aculéates (porteurs d'aiguillon)
- Superfamille : Apoïdes, comportant des abeilles solitaires et sociales
- Famille : Apidés (regroupe plus de 20 000 espèces)
- Sous-famille : Apinés
- Tribu : Apini
- Genre : *Apis*
- Espèce : *Apis mellifera*
- Sous-espèce ou race : *Apis mellifera mellifera*, *Apis mellifera ligustica*, *Apis mellifera carnica*…

Les différentes espèces d'abeilles sont déterminées selon leurs caractéristiques morphologiques, physiologiques et comportementales. Les abeilles du genre *Apis* ont un comportement hautement social et toutes fabriquent du miel. *Apis mellifera*, qui compte plus de deux douzaines de races différentes à travers le monde, regroupe les abeilles qui nous sont les plus familières ; celles qu'élèvent les apiculteurs.

Une colonie d'abeilles comporte trois castes : la reine, les mâles et les ouvrières (femelles non reproductrices). Les castes d'insectes désignent des groupes d'individus (sauf pour la reine, qui est unique) morphologiquement différents d'autres congénères. Une colonie d'abeilles compte quelques milliers de mâles et plusieurs dizaines de milliers d'ouvrières. Les abeilles d'une colonie se répartissent en deux catégories fonctionnelles : les reproducteurs et les producteurs.
Les mâles (ou faux bourdons) et la reine assurent la reproduction, le développement et le rajeunissement de la colonie d'abeilles. À l'apogée de la saison apicole, une reine peut pondre jusqu'à 2 000 œufs par jour.
Les ouvrières sont en charge de la construction du nid, de l'élevage des immatures, de la constitution des réserves alimentaires et de la gestion des conditions de vie à l'intérieur du nid. Tout au long de la saison apicole, elles vont élever plusieurs centaines de milliers de larves. Appartenir à une même caste, en l'occurrence celle des ouvrières, ne signifie pas effectuer les mêmes tâches, du moins pas simultanément. En effet, le répertoire comportemental (nettoyeuse, nourrice, cirière, magasinière, gardienne, butineuse) se décline en fonction de l'âge de l'abeille : c'est ce que l'on appelle le « polyéthysme d'âge ».

Pour s'alimenter, l'abeille, qui est un organisme hétérotrophe, doit s'approvisionner en carbone organique. L'insecte trouve ce carburant, les glucides, dans le nectar des plantes et/ou dans le miellat excrété par des parasites suceurs de sève. L'appareil buccal de l'abeille est de type broyeur-lécheur. Il est composé de trois paires de pièces buccales. La première paire est constituée par les mandibules, qui sont fixées de chaque côté de la tête, sous les yeux composés.
Les mandibules en forme de cuillère servent à la récolte du pollen, au malaxage de la cire et plus généralement à la manipulation des objets solides. Viennent ensuite les maxilles, qui portent des palpes maxillaires articulés. La troisième paire de pièces buccales est formée par les palpes labiaux. La langue poilue coulisse dans un conduit formé par les maxilles et les palpes labiaux.
L'armature de la langue, qui forme une sorte de gouttière, a l'aspect d'un tuyau fendu dans le sens de la longueur. Cette gouttière linguale peut véhiculer de la salive, du nectar ou de l'eau. Les palpes labiaux sont équipés de sensilles

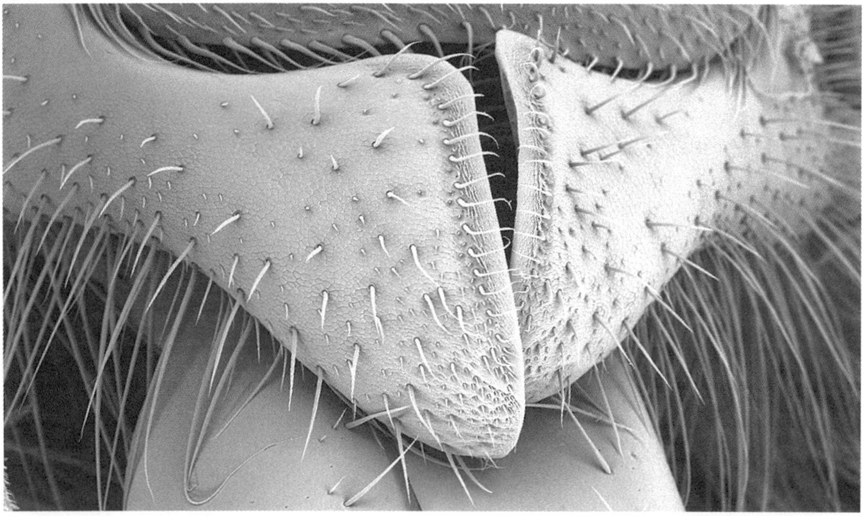

Mandibules d'une ouvrière.

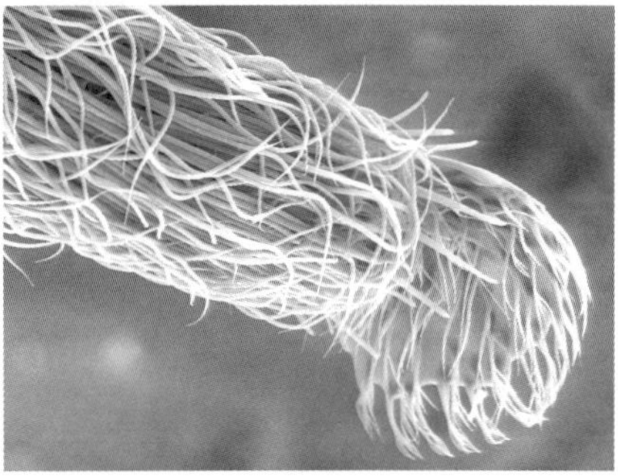

Langue poilue d'une ouvrière d'abeille.

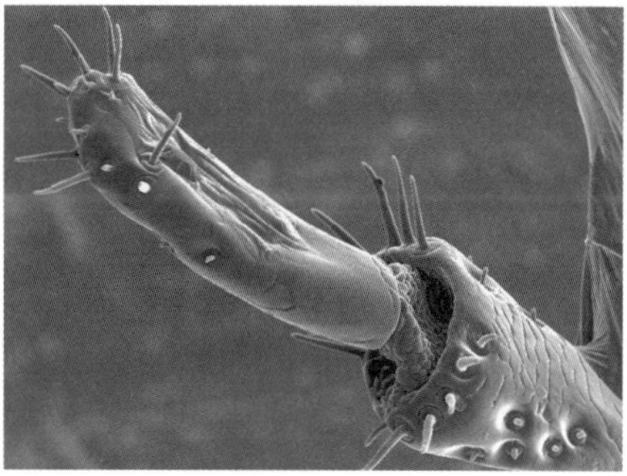

Palpe labial équipé de sensilles.

gustatives. Ces structures sensorielles en forme de longs poils sont notamment sensibles aux saveurs sucrées.

L'abeille lape les liquides. Lorsque la langue couverte de poils hydrophiles de l'abeille trempe dans une solution aqueuse (nectar), elle se charge de liquide à la manière d'un pinceau. Pour ingérer le nectar, l'abeille retire la langue imbibée de la solution sucrée dans le fourreau formé par les paires de maxilles et de palpes. Lors d'un butinage de nectar, la langue effectue environ quatre allers-retours par seconde !

Les abeilles peuvent récolter des nectars hautement concentrés en sucres, donc relativement visqueux ; ce qui n'est pas le cas du papillon, qui pompe le nectar avec une trompe en forme de tube.

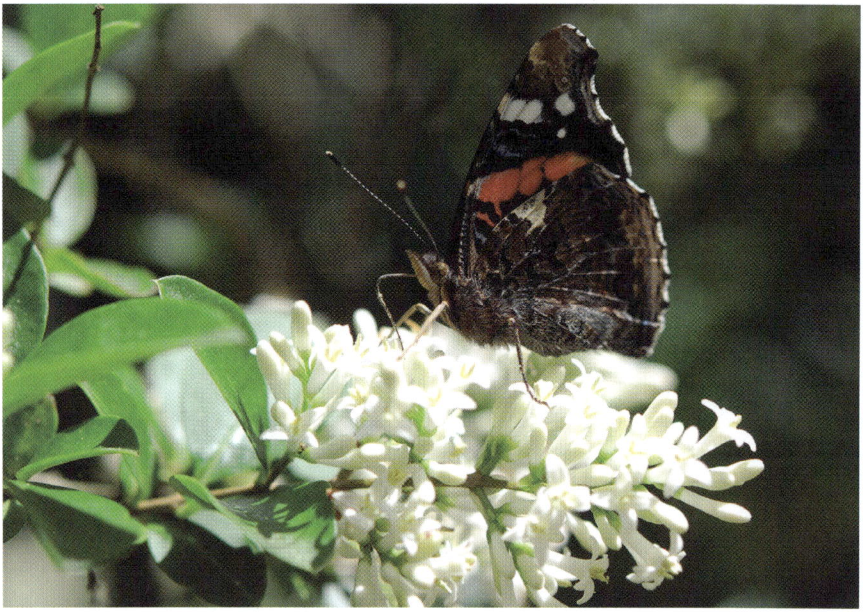

Papillon butinant avec sa trompe tubulaire.

Les observations, ainsi que les modèles de mécanique des fluides, indiquent que, pour le mécanisme de prélèvement utilisé par l'abeille, les concentrations optimales en sucres des nectars butinés se situent entre 50 et 55 % m.

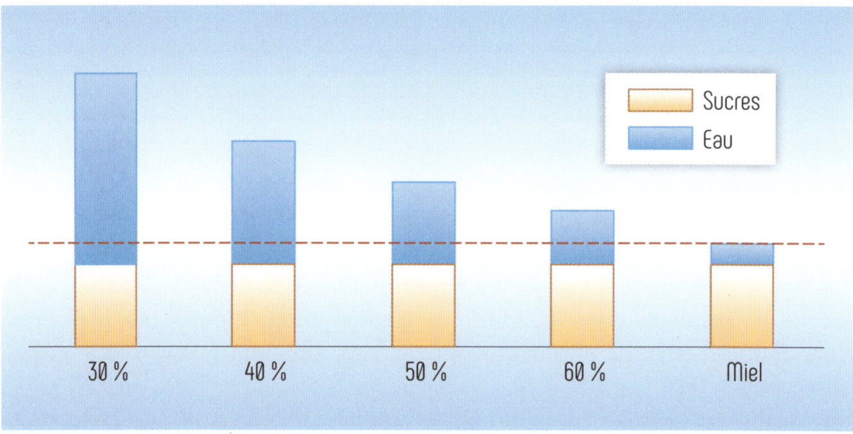

Pour obtenir une quantité de miel donnée, le volume de nectar à butiner varie selon sa concentration en sucres (indiquée en pourcentages sur le diagramme).

En effet, les fleurs d'intérêt pour les abeilles offrent généralement des nectars relativement sucrés. Notons que plus la concentration en sucres d'un nectar est élevée, plus la quantité résultante de miel est grande.

Le jabot, qui fait partie du tube digestif antérieur, prolonge le conduit œsophagien. La contenance de la poche en forme de poire se situe entre 50 et 70 µl (ou mm^3). Des protéines transmembranaires, appelées « aquaporines », présentes dans l'épithélium du jabot des ouvrières permettent un transport passif vers l'hémolymphe d'une partie de l'eau du nectar récolté. Ces protéines sont à l'origine d'une perméabilité sélective du jabot, qui a pour effet de concentrer la solution sucrée butinée.

Cette concentration biologique du nectar est complétée par un procédé physique : des régurgitations successives du liquide butiné, sur la langue, pendant le vol de retour à la ruche de l'insecte. En plus de déshydrater le nectar, ces épanchements linguaux abaissent la température corporelle de l'abeille en plein effort. La concentration du nectar contenu dans le jabot est mesurable au bout de quelques minutes après son ingestion.

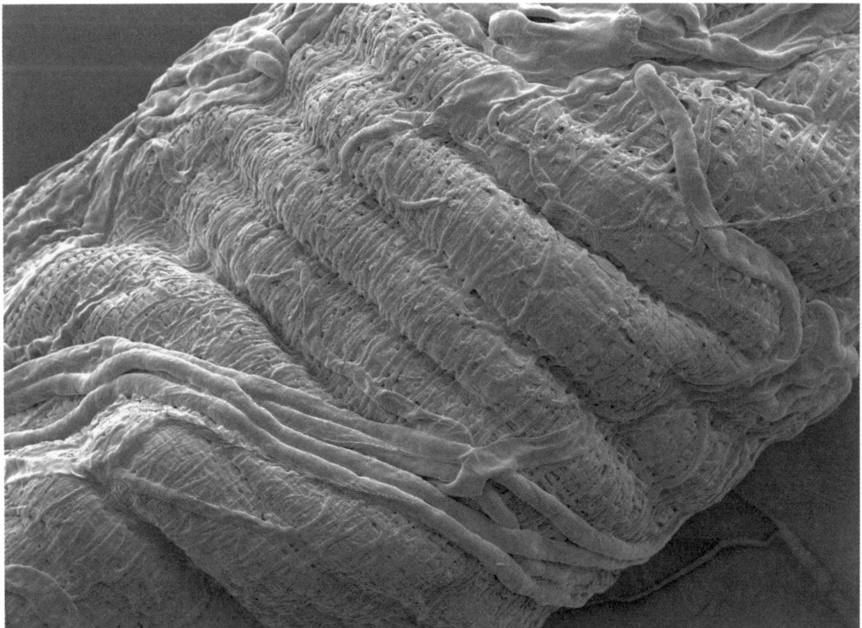

Observation microscopique d'un ventricule d'ouvrière d'abeille.

Si le jabot peut servir de réservoir pour le transport jusqu'à la ruche du nectar récolté, c'est parce qu'une valve (proventriculaire) contrôle, et en l'occurrence bloque, le passage du liquide butiné vers l'intestin moyen, aussi appelé « ventricule ». D'un autre côté, cette valve filtrante laisse passer de l'aliment pour répondre aux besoins énergétiques de l'ouvrière qui s'envole ou de l'abeille en phase d'essaimage.

Remarque

Pour être tout à fait complet sur la question des abeilles productrices de miel, il faut préciser qu'*Apis mellifera* n'a pas le monopole du domaine. En effet, Le miel d'abeilles « mélipones », de la tribu des Meliponini, régalait déjà les papilles des civilisations précolombiennes. Ces abeilles sociales, qui nichent dans des cavités d'arbres, constituent également des colonies pérennes. On les trouve dans des zones tropicales et subtropicales. *Melipona beecheii* est endémique en Amérique centrale. Ces abeilles dites « sans dard » sont en réalité pourvues d'un appareil vulnérant inopérant à cause d'un stylet atrophié. Pour se défendre contre leurs ennemis, elles harcèlent et mordent. Les mélipones sont réputées être des pollinisatrices généralistes. Pourtant, des méliponiculteurs font état de préférences floricoles de ces abeilles qui produisent, en quantités certes modestes, un miel ambré très parfumé paré de vertus thérapeutiques selon des usages traditionnels. Les mélipones stockent le miel dans de petites outres. Le produit relativement humide (entre 25 % et 30 % d'eau) est récupéré à la seringue par le méliponiculteur. Les cueilleurs de miel, eux, procèdent par simple renversement des pots de stockage. Le miel liquide est rarement utilisé pur.

L'élevage des abeilles mélipones nécessite une connaissance fine de la biologie de l'insecte. Au siècle dernier, la méliponiculture était une pratique courante dans certaines contrées du Pérou. Dans les Antilles, le miel de mélipones est connu depuis le XVIIe siècle. En Guadeloupe, on s'applique aujourd'hui à protéger et développer l'espèce endémique *Melipona variegatipes*, une abeille mélipone méconnue car discrète.

Le nectar floral

Du nectar peut être sécrété sur pratiquement toutes les parties de la plante, excepté les racines. Son site de production coïncide généralement avec sa fonction. Dans la fleur, par exemple, il sert surtout à attirer et récompenser les pollinisateurs. Le rôle des nectaires extrafloraux est différent. Prenons le cas, facilement observable, de la fleur de pivoine (genre *Paeonia*). Les bractées vertes à la base des fleurs en bouton portent un nectaire rouge à leur sommet. Les fourmis sont les principaux collecteurs de la liqueur sucrée produite. En parcourant continuellement les boutons floraux des pivoines, les hexapodes myrmécoles éloignent de potentiels herbivores tels que les chenilles.

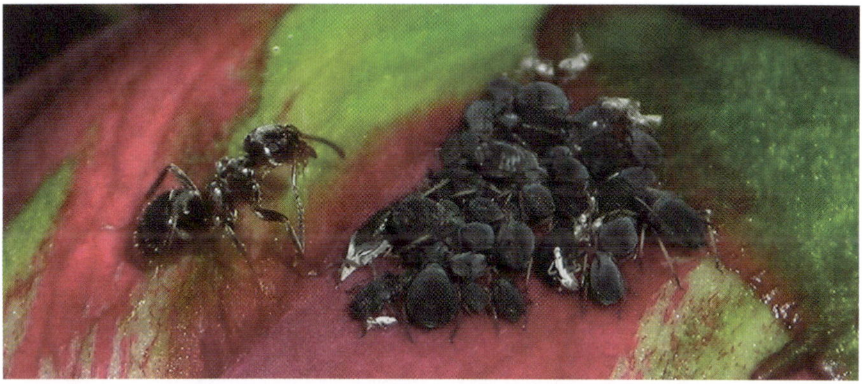

Fourmi à proximité d'un nectaire extrafloral de pivoine et de son élevage de pucerons.

Dans d'autres cas, comme pour le merisier et le pêcher par exemple, le mutualisme plante-fourmi s'articule autour de glandes sécrétrices situées sur le pétiole, à la base du limbe foliaire.

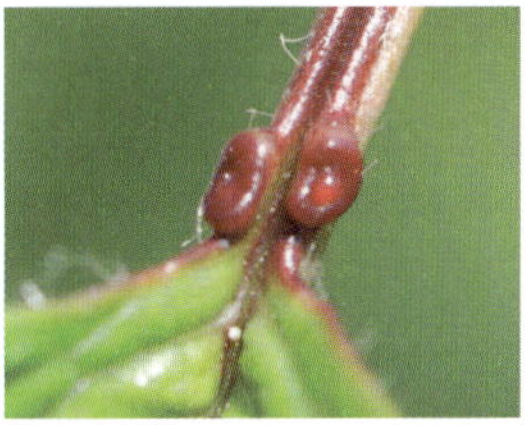

Nectaires extrafloraux de merisier.

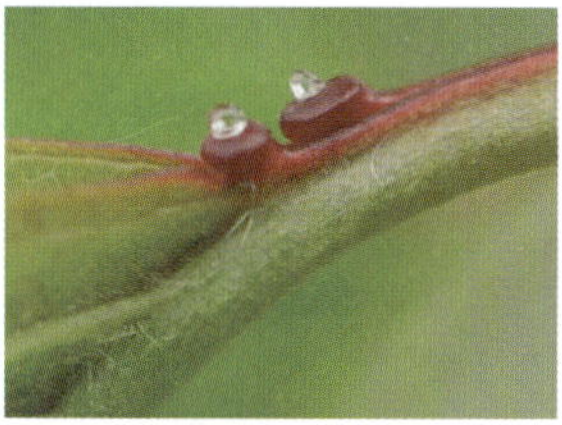

Nectaires extrafloraux de merisier en phase de sécrétion.

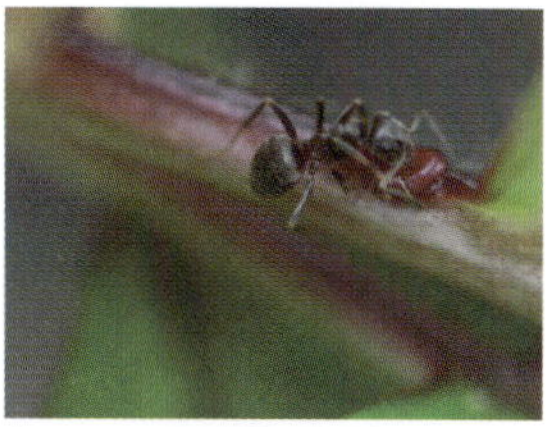

Fourmi se sustentant avec du nectar extrafloral de merisier.

Les nectars sont exsudés par des tissus sécréteurs appelés « nectaires ». Le tissu nectarifère est relié au phloème. Chaque nectaire est une usine spécialisée qui délivre sa propre recette de nectar. Dans les différents nectars à l'origine des miels, on peut trouver des sucres, des acides organiques, des composés phénoliques, des acides aminés, des protéines, des lipides, des vitamines, des ions minéraux et des alcaloïdes. Des senteurs florales présentes dans le nectar, tel que l'acétate de benzyle, attractif pour les pollinisateurs, proviennent de composés organiques volatils libérés par les pétales. Mais le nectar est avant tout une solution sucrée. Le fructose, le glucose et le saccharose sont les sucres dominants. Le saccharose, principal sucre résultant de la photosynthèse, est hydrolysé en fructose et glucose dans les cellules nectarifères ainsi que dans le nectar lui-même. Les concentrations en sucres et les proportions des différents sucres varient selon les espèces végétales, mais elles sont relativement stables à l'intérieur d'une même espèce. Les concentrations en sucres des nectars floraux varient globalement de quelques pour-cent à plus de 50 %. Les glandes nectarifères peuvent être apparentes ou non et avoir des formes et des localisations variables. Ainsi, par exemple :

- Les nectaires des fleurs de colza se trouvent à la base des étamines.
- La fleur du lierre est dotée d'un disque nectarifère entouré de cinq étamines.

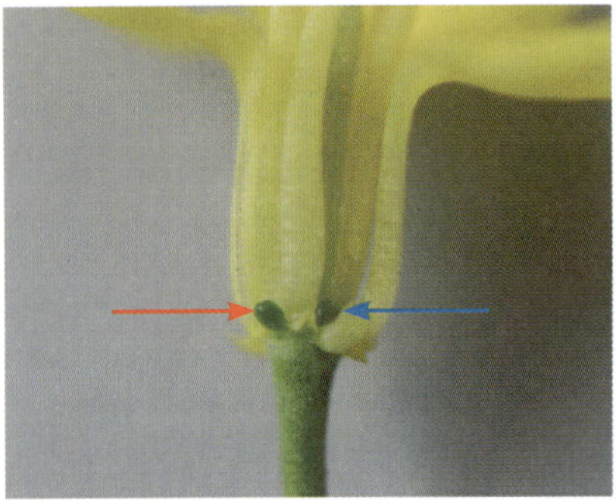

Nectaires externe (flèche rouge) et interne (flèche bleue) de la fleur de colza.

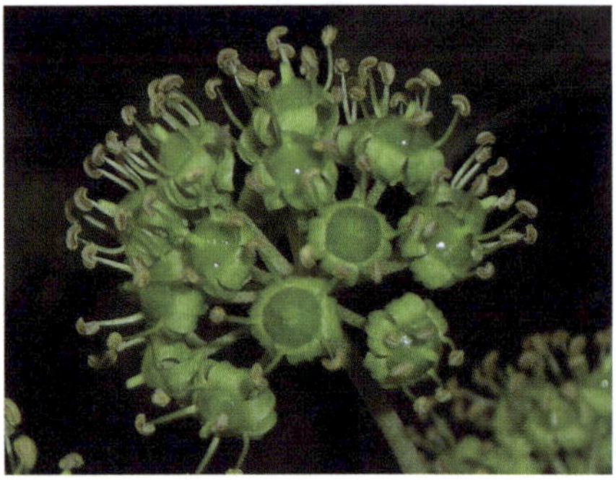

Disques nectarifères entourés des étamines des fleurs de lierre.

Les sucres et les acides aminés libres des nectars ont une fonction attractive pour les pollinisateurs mutualistes. Comme les consommateurs de nectar ont des besoins nutritifs et des préférences spécifiques, la composition de celui-ci détermine les espèces attirées. Ainsi, l'abeille mellifère butine des nectars pouvant être hautement concentrés en sucres (à plus de 50 %). Les papillons, eux, préfèrent généralement des nectars floraux contenant beaucoup de saccharose et d'acides aminés, alors que les abeilles à langue courte en recherchent plutôt des riches en hexoses. De leur côté, certaines fourmis qui ne synthétisent pas de l'invertase, et ne peuvent donc pas assimiler le saccharose, préfèrent ceux qui sont pauvres en saccharose.

Les nectars contiennent aussi des protéines et divers métabolites secondaires dont la fonction principale est de protéger la plante des pilleurs de nectar et des germes phytopathogènes. Les enzymes qu'ils renferment, comme l'invertase, sont les acteurs majeurs des modifications chimiques postsécrétion. Par ailleurs, des enzymes salivaires provenant de l'abeille clivent les hétérosides contenus dans le nectar en des oses d'une part et des aglycones, parfois volatiles, d'autre part. Dans le jabot de l'insecte, sous l'effet de glycosidases issues des sécrétions glandulaires, de nouveaux alcools monoterpéniques sont produits, en l'occurrence des dérivés du linalol. L'hétéroside précurseur, non volatil et inodore, libère une molécule odorante (partie aglycone) une fois que la liaison sucre-arôme a été hydrolysée.

Notons que, contrairement aux nectars intrafloraux, très variables dans leur composition selon le mode de pollinisation, les nectars extrafloraux ont une composition relativement commune et stable d'une espèce florale à l'autre.

La plante peut ajuster le flux de son nectar floral au débit de prélèvement (par le visiteur), mais aussi réabsorber celui qui n'est pas consommé. Beaucoup de végétaux produisent leurs nectars floraux et extrafloraux en période diurne. La fabrication par les fleurs est très variable. La fleur de colza sécrète entre 0,2 et 2 milligrammes de nectar par jour. La production journalière d'une fleur de pommier est de quelques milligrammes (~ 2 mg) seulement, tandis qu'une fleur de cerisier peut en fabriquer dix fois plus dans le même intervalle de temps. Étant donné que l'abeille peut transporter dans son jabot près de 40 milligrammes de solution, le nombre de fleurs visitées lors d'une sortie dépend forcément de la quantité de nectar sécrété par une fleur individuelle. On estime qu'à l'occasion d'une même sortie une abeille peut être amenée à visiter jusqu'à plusieurs milliers de fleurs si ces dernières en offrent peu et si le lieu de butinage n'est pas trop éloigné. Le rayon d'action des butineuses couvre généralement quelques dizaines de kilomètres carrés. La plupart des abeilles se spécialisent pour un type de collecte : nectar ou pollen. Rares sont les abeilles qui cumulent les deux spécialisations de butinage.

Remarque

Il faut savoir que la diversité des formes des fleurs et les configurations variables des glandes nectarifères réclament à l'abeille un effort d'apprentissage pour pouvoir optimiser les opérations de butinage en termes de temps et de dépense énergétique. À cet égard, la fidélité, ou constance, florale pratiquée par l'abeille mellifère, bien que polylectique, maximise les performances de prélèvement des ressources sucrées et peut conduire, par la force des choses, à la production de miels quasi monofloraux, si la ressource est disponible.

Ajoutons, enfin, que certaines plantes signalent aux pollinisateurs leur état de fécondation, ou du moins de fonctionnalité nectarifère. La fleur mellifère du marronnier d'Inde, par exemple, utilise un signal visuel dans sa stratégie d'attraction. Une fois que la fleur a été pollinisée, une tache jaune attractive, située à la base de chaque pétale, vire au rose foncé. Et comme la gamme des longueurs d'onde perceptibles par l'insecte est décalée vers les ondes courtes, l'abeille ne voit pas cette couleur (rouge) et passe son chemin.

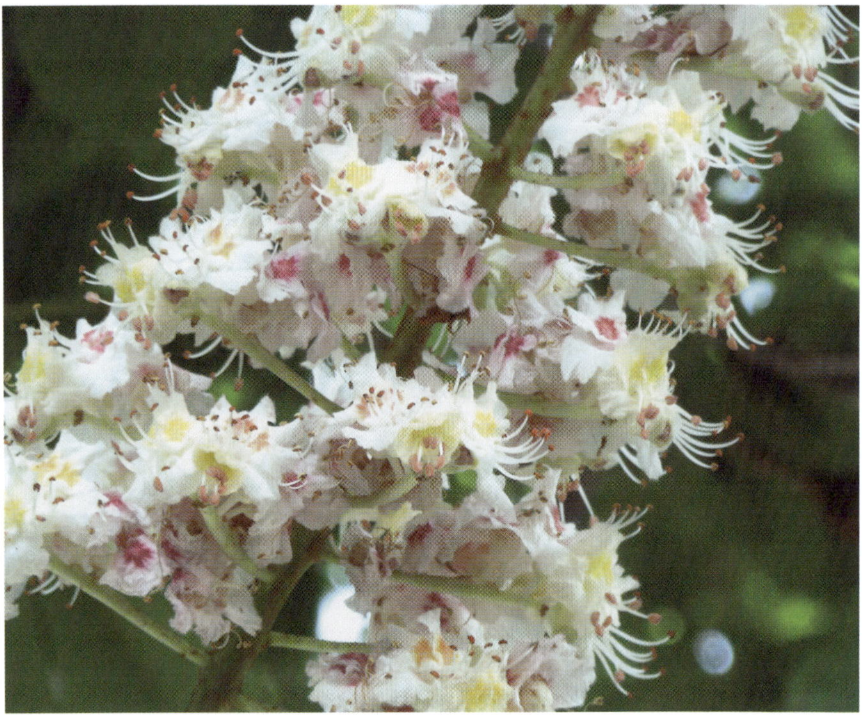

Inflorescence du marronnier exhibant des fleurs teintées tantôt de jaune, tantôt de rose foncé.

D'autres vecteurs de communication peuvent encore entrer en jeu : de récentes découvertes montrent effectivement qu'en plus des parfums et des couleurs, des phénomènes électriques renseignent l'abeille sur l'intérêt de visiter une fleur. On a pu mettre en évidence que l'insecte sait détecter et relier les infimes champs électriques enveloppant les extrémités florales au statut de pollinisation de la fleur.

Le miellat

À cause de sa forte appétence pour les substances sucrées, l'abeille est également attirée par des miellats rejetés par des parasites suceurs de sève, que l'on appelle communément « pucerons ». Les pucerons ou aphidiens, souvent verts, parfois rouges ou noirs, sont des suceurs de sève polymorphes et prolifiques. Leur corps piriforme présente un abdomen globuleux qui se termine par une cauda utilisée pour répandre le miellat. Au XVIIIe siècle, Réaumur (1683-1757) avait compris l'origine animale des gouttelettes de miellat ; ce qui avait été confirmé en 1864 par les travaux de Nördlinger (1818-1897).

« Miellat » est un terme générique désignant les rejets métaboliques (excréments) de parasites exophages des plantes. Les miellats des pucerons sont produits à partir de la sève élaborée qui contient des sucres issus de la photosynthèse et circule dans un réseau vasculaire appelé « phloème ». Cette sève est prélevée par des pucerons jeunes et adultes, aptères et ailés. La pression phloémienne suffit à faire s'écouler le précieux suc entre les stylets du puceron enfoncés dans la plante. La couleur jaune attire les pucerons ; elle traduit la jeunesse d'une partie végétale encore tendre, là où la circulation de sève élaborée contenant les produits de la photosynthèse et des acides aminés est importante. Les insectes piqueurs-suceurs appartiennent principalement à l'ordre des hémiptères.
Bien que les pucerons soient peu sensibles aux température et humidité ambiantes, les conditions météorologiques influent tout de même sur la pullulation des aphidiens et sur la tenue du miellat sur le végétal. Une forte averse suffit pour perturber sa récolte. Les quantités rejetées varient aussi selon l'espèce de parasite piqueur-suceur.
Le butinage d'un miellat dépend de son attractivité face à d'autres ressources et de son abondance. La quantité produite dépend de la disponibilité du végétal et de la population de parasites. Dans cette équation, il faut intégrer le fait que

les producteurs de miellat subissent les assauts de prédateurs aphidiphages : larves et imagos de coccinelles, larves de chrysopes, faucheurs, perce-oreilles et mésanges, entre autres. D'un autre côté, les pucerons bénéficient de certaines protections telles que celle de la fourmi *Lasius niger*.

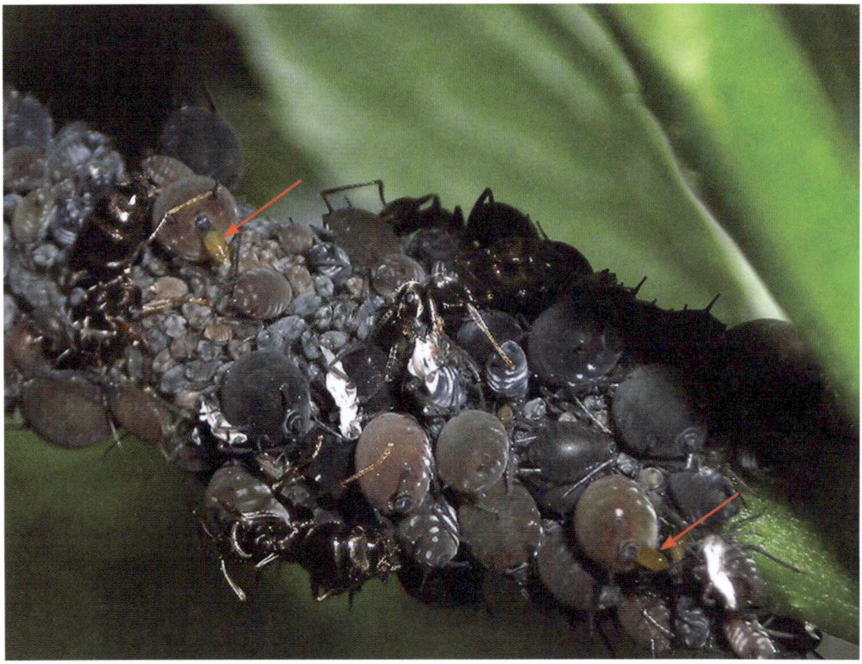

Fourmis choyant des pucerons producteurs de miellat (flèches).

Les miellats abandonnés sur les feuilles de la plante ponctionnée sont originellement dépourvus de pollen, mais contiennent d'autres éléments figurés, notamment d'origine fongique (hyphes, spores…), que l'on retrouvera finalement dans les miels de miellat.

D'un point de vue physico-chimique, la présence de miellat dans un miel entraîne une augmentation de son acidité (baisse du pH) et de sa conductivité électrique. Cette dernière augmentation est due à la plus forte concentration en minéraux des miels de miellat par rapport aux miels de nectar.

Le miellat est principalement composé de sucres, d'acides aminés libres, de minéraux, de vitamines et d'acides organiques. En termes de sucres, on retrouve communément du fructose, du glucose, du maltose et du saccharose, mais aussi des sucres complexes synthétisés par le parasite. Les concentrations de ces différents sucres varient selon la plante hôte, l'espèce de piqueur-suceur et d'autres facteurs, comme le stade et l'âge du parasite ou encore la présence de micro-organismes symbiotiques dans le tube digestif de l'animal. L'analyse des sucres contenus dans un miel de miellat peut renseigner sur l'origine « botanique » de ce dernier. La présence de mélézitose, par exemple, caractérise des miels de miellat de résineux.

En France, les résineux (surtout sapins et épicéas) ainsi que les chênes sont les principaux pourvoyeurs de miellats. Les chênes sont à l'origine de la majorité de ceux produits dans les forêts de plaine. Remarquons que le miellat de mélèze est riche en mélézitose, un sucre très peu soluble, qui augmente la viscosité du miel et rend son extraction difficile. Les tilleuls et châtaigniers produisent à la fois du nectar (en période de floraison) et du miellat. C'est pourquoi les caractéristiques de ces miels « composites » sont variables d'une année à l'autre. Bien entendu, le pipeline de production de la fraction de miel de miellat est plus long que celui acheminant du nectar floral.
Le miellat de tilleul est produit par le puceron *Eucallipterus tiliae* de couleur blanc à verdâtre et aux yeux rouges. Il comporte des stries transversales noires sur le corps et les antennes. Les adultes ailés mesurent entre 2 et 2,5 millimètres. Les larves aptères sont plus petites mais ressemblent aux adultes. Le « ravageur » apparaît dès l'ouverture des premières feuilles de l'arbre et se maintient jusqu'à la fin de l'été. Sa présence est dérangeante, mais pas réellement nuisible pour le tilleul.

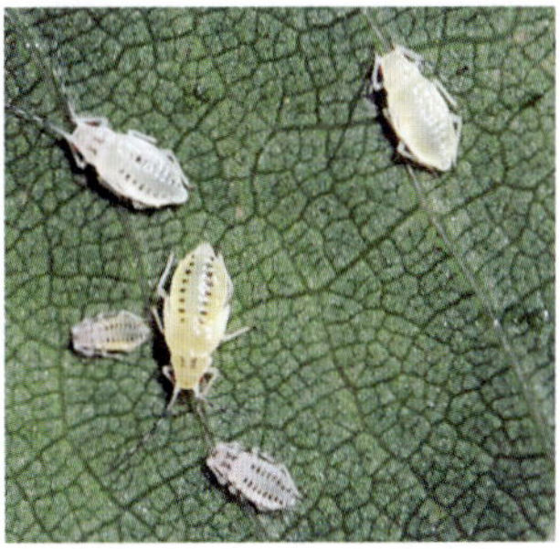

Pucerons *Eucallipterus tiliae* sur une feuille de tilleul.

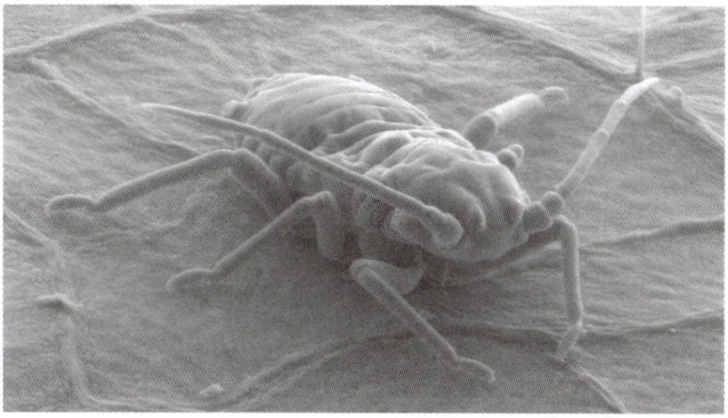

Puceron *Eucallipterus tiliae* sur une feuille de tilleul, observé en microscopie électronique à balayage.

En présence d'*E. tiliae*, les feuilles des tilleuls se couvrent d'un abondant miellat qui peut carrément « pleuvoir » sur tout ce qui se trouve sous l'arbre ! Pour éviter ce désagrément, il suffit de s'abstenir de planter des tilleuls là où sa chute pose

problème, comme les parkings de voitures. Les excrétions sucrées issues de la digestion des pucerons favorisent le développement de moisissures noires appelées « fumagine ». En réalité, c'est ce feutrage mycélien noirâtre qui dérange.
En Europe, une quarantaine d'espèces d'hémiptères du genre *Cinara* colonisent les conifères. Ce genre de pucerons se caractérise par un rostre long et des cornicules courtes en forme de cône. *Cinara pectinatae*, un puceron vert, et *Cinara confinis*, un puceron noir, sont à l'origine du miellat de sapin. Notons que l'abeille récolte uniquement les goulettes de miellat déposées sur les feuilles de sapin et ignore celles tombées sur les feuilles de végétaux poussant sous le conifère.

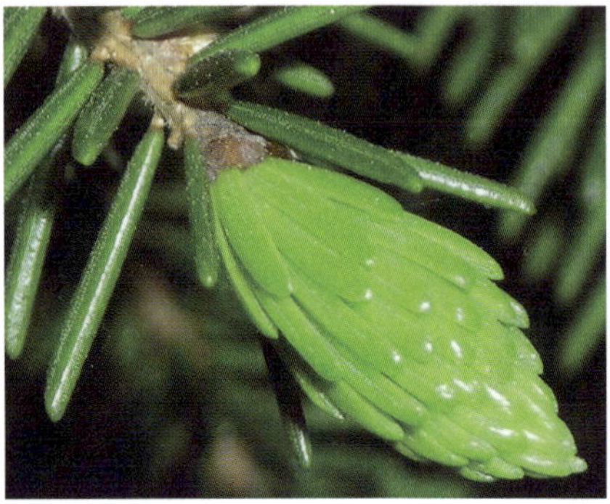
Jeune pousse d'épicéa apparaissant au début du printemps.

Signalons, enfin, que des sucres polyholosides contenus dans les miellats sont réputés être indigestes pour l'abeille. Ce désagrément affecterait surtout les abeilles d'hiver, chez qui les résidus indigestibles encombreraient le tube digestif.

Remarque

D'aucuns pourraient être tentés de comparer le sirop d'érable aux miels de miellat. Mais cette comparaison est sans fondement. Bien que la source sucrée à la base des deux produits soit de la sève d'arbres, il s'agit de sèves différentes. En effet, l'eau d'érable que les acériculteurs prélèvent de l'érable à sucre (*Acer saccharum*) est de la sève brute ! L'eau d'érable, qui contient environ 2 % de sucre, principalement du saccharose, est concentrée par ébullition à 104 °C jusqu'à atteindre 66 °Brix. La quantité de composés phénoliques du sirop d'érable (d'une à quelques dizaines de ppm) dépend du lieu de production et de la période de récolte.
Un miel de miellat, qui est produit à partir de la sève élaborée, a un profil de sucres beaucoup plus étendu (notamment en sucres réducteurs) que celui du sirop d'érable, et peut renfermer une quantité jusqu'à cent fois supérieure de composés phénoliques.

La transformation en miel du produit butiné

L'abeille *Apis mellifera* récolte des substances sucrées qu'elle déshydrate et entrepose dans des rayons de cire de sa ruche. Les solutions sucrées butinées proviennent de nectars floraux et/ou d'excrétions d'insectes suceurs.

La transformation des nectars floraux ou miellats en miel est un processus graduel. L'abeille ajoute des sécrétions des glandes exocrines salivaires et hypopharyngiennes aux produits sucrés récoltés, et ceci à chaque passage d'abeille en abeille (trophallaxie). Les principales enzymes ajoutées aux substances butinées (nectar ou miellat) sont l'invertase, la glucose oxydase et l'amylase :

- L'invertase catalyse l'hydrolyse du saccharose en fructose et glucose ;
- La glucose oxydase oxyde le glucose et produit de l'acide gluconique et du peroxyde d'hydrogène ; ces deux produits contribuent à l'activité antiseptique du miel ;
- L'amylase décompose les macromolécules d'amidon en maltose.

La production salivaire de l'abeille est issue de glandes céphaliques et thoraciques. Les glandes mandibulaires, hypopharyngiennes, salivaires céphaliques et salivaires thoraciques, toutes exocrines, sont des « paires de glandes » qui débouchent dans la cavité buccale. Bien que leurs produits se déversent dans un même conduit, les propriétés et fonctions des sécrétions glandulaires diffèrent selon leur origine, céphalique ou thoracique. Les sécrétions des glandes céphaliques sont de nature lipidique, tandis que celles des glandes thoraciques sont aqueuses. Cette dernière sécrétion contient des enzymes digestives solubles dans l'eau.
Le miel est emmagasiné dans des cellules, aussi appelées « alvéoles », faites d'une cire principalement constituée de cérides, qui sont des lipides neutres, solides aux températures ordinaires.
Les cérides sont chimiquement inertes et insolubles dans l'eau ; deux propriétés qui font de cette matière un excellent contenant pour recevoir le miel. La température de fusion de la cire d'abeille se situe entre 62 et 65 °C. Le « diamètre » des cellules (hexagonales) est d'environ 5,4 millimètres ; ce qui correspond à une couverture de 800 cellules/décimètre carré (de rayon).

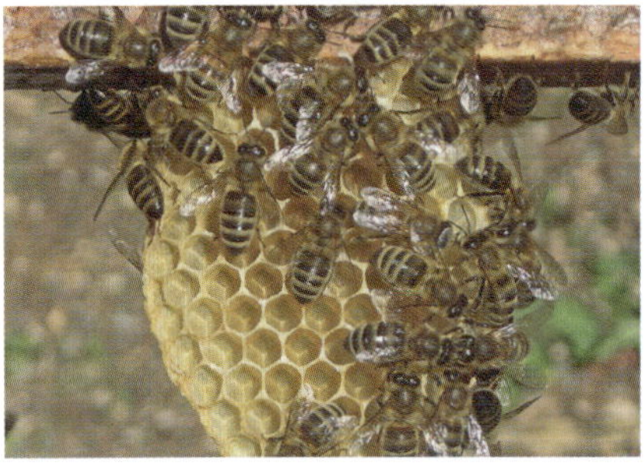

Abeilles en pleine construction d'un rayon de cire.

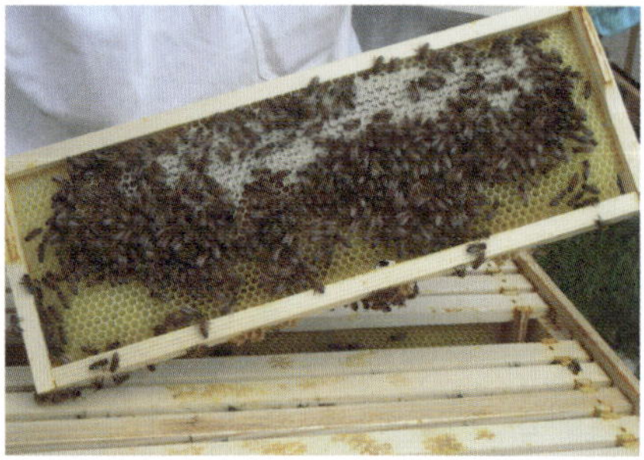

Cadre sorti d'une hausse à miel.

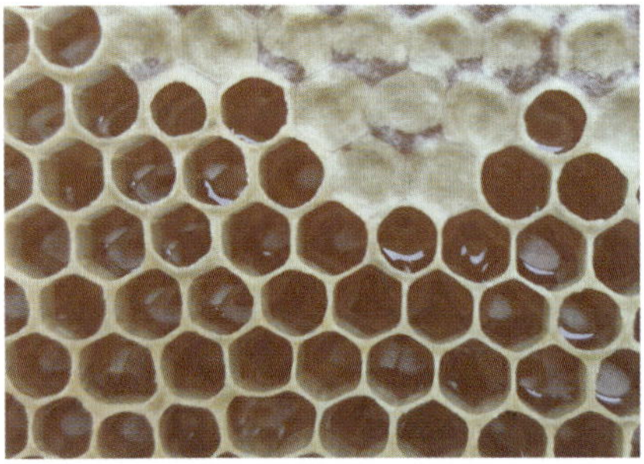

Alvéoles remplis de miel. Certains sont fermés par un opercule de cire.

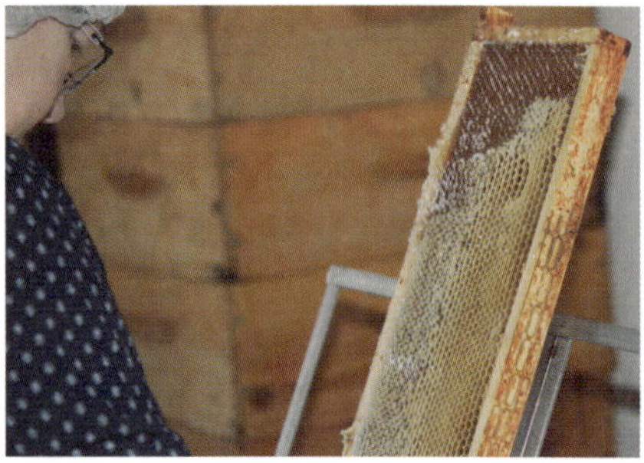

Opération de désoperculation des alvéoles de cire pour permettre l'extraction du miel par centrifugation.

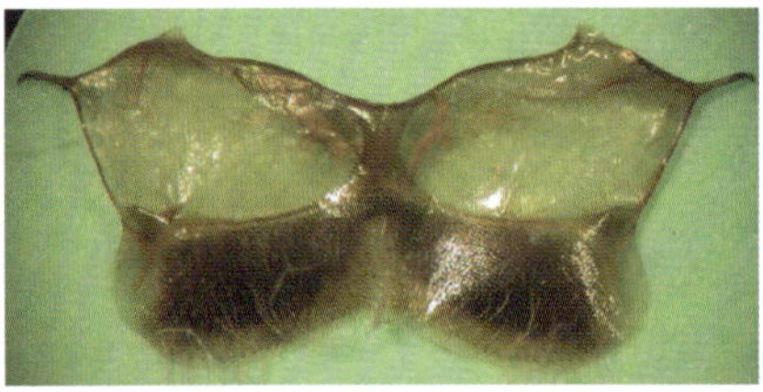

Sternite abdominal, siège de la sécrétion de cire d'abeille.

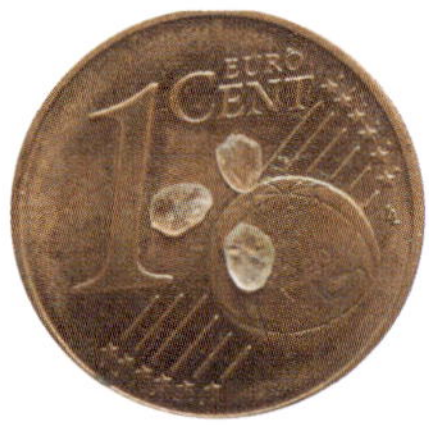

Trois plaquettes de cire, produites par l'abeille ouvrière, déposées sur une pièce de 1 centime d'euro.

Les ouvrières sont équipées de quatre paires de glandes cirières situées sous des sternites abdominaux.

La cire est produite sous la forme de minuscules plaquettes translucides, pesant moins de 1 milligramme, que l'abeille prélève avec ses pattes et malaxe avec ses mandibules pour en faire un matériau de construction.

Une quinzaine de plaquettes de cire sont nécessaires à la fabrication d'un seul alvéole. Or, un peuple d'abeille de taille moyenne, qui édifie son nid, construit environ 100 000 cellules. Pour bâtir un rayon de cire, des abeilles d'âge variable s'accrochent les unes aux autres pour former ce que l'on appelle une « chaîne de cirières ». La construction démarre en haut, à l'endroit où s'est suspendu le groupe d'abeilles, puis grandit vers le bas.

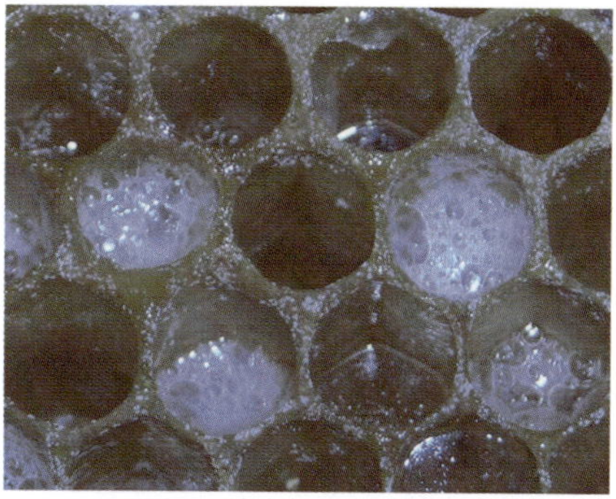

Miel encore humide qui fermente dans les alvéoles.

Si le miel stocké dans les alvéoles de cire est insuffisamment déshydraté, il peut fermenter. La fermentation de ce miel immature engendre des dégagements de gaz carbonique matérialisés par des bulles.

Le miel : *nulli secundus* (« sans égal »)

Le miel est la « potion magique » des colonies d'abeilles. Ce produit unique est à la fois un accumulateur d'énergie, une usine moléculaire et un réservoir de principes actifs. Il constitue la pierre angulaire des multiples fonctions indispensables à la vie, au développement et la survie de la société d'insectes : nutrition, élevage, construction, hivernage…

Les procédés millénaires de fabrication des miels par l'abeille ne sont affectés ni par les modes ni par des critères économiques, et encore moins par des considérations mercatiques. L'insecte incorruptible prélève le meilleur des plantes, y ajoute des substances d'origine animale (enzymes) et opère des transformations physico-chimiques pour en faire du miel. L'animal (piqueur-suceur et abeille, ou abeille seule) transcende l'ingéniosité biosynthétique du règne végétal. La cascade trophique entre plante, piqueur-suceur et abeille s'articule autour de la richesse en sucres des miellats.

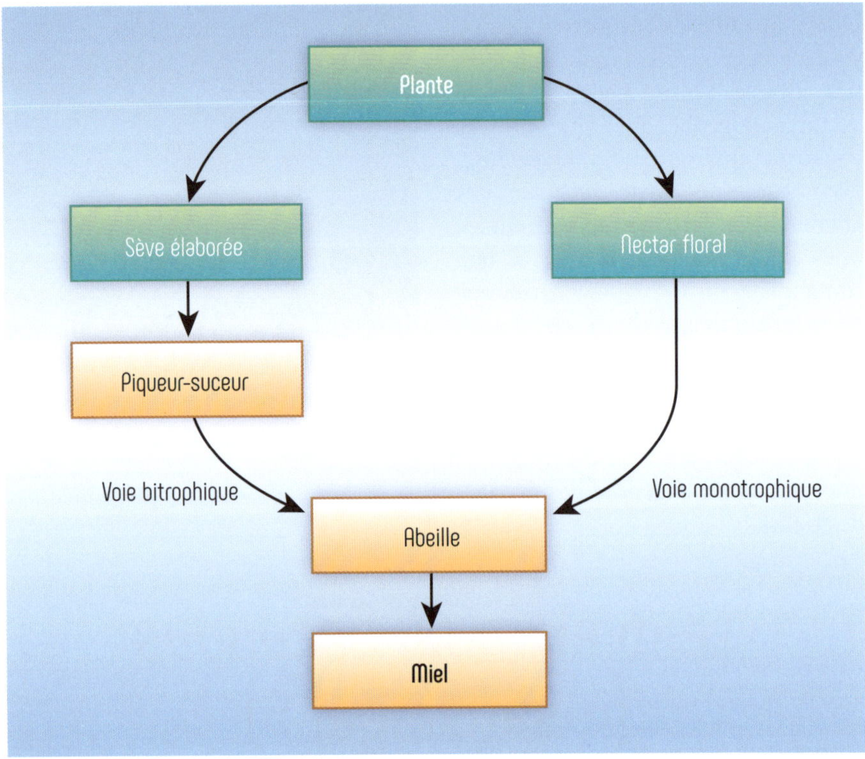

Cascades trophiques conduisant respectivement à la formation de miel de nectar et de miel de miellat.

Remarque

Le miel est un élixir de fabrication animale, mais d'origine végétale : sa composition exacte en substances actives dépend des matières premières végétales utilisées et de l'ensemble de la chaîne de fabrication. En plus des sucres, chaque miel contient près de 3 % de substances autres qui lui confèrent des propriétés pharmacologiques particulières. Ces quelques pour-cent de matières constituent une signature biochimique propre à chaque type de miel.

Partie II
À propos du miel

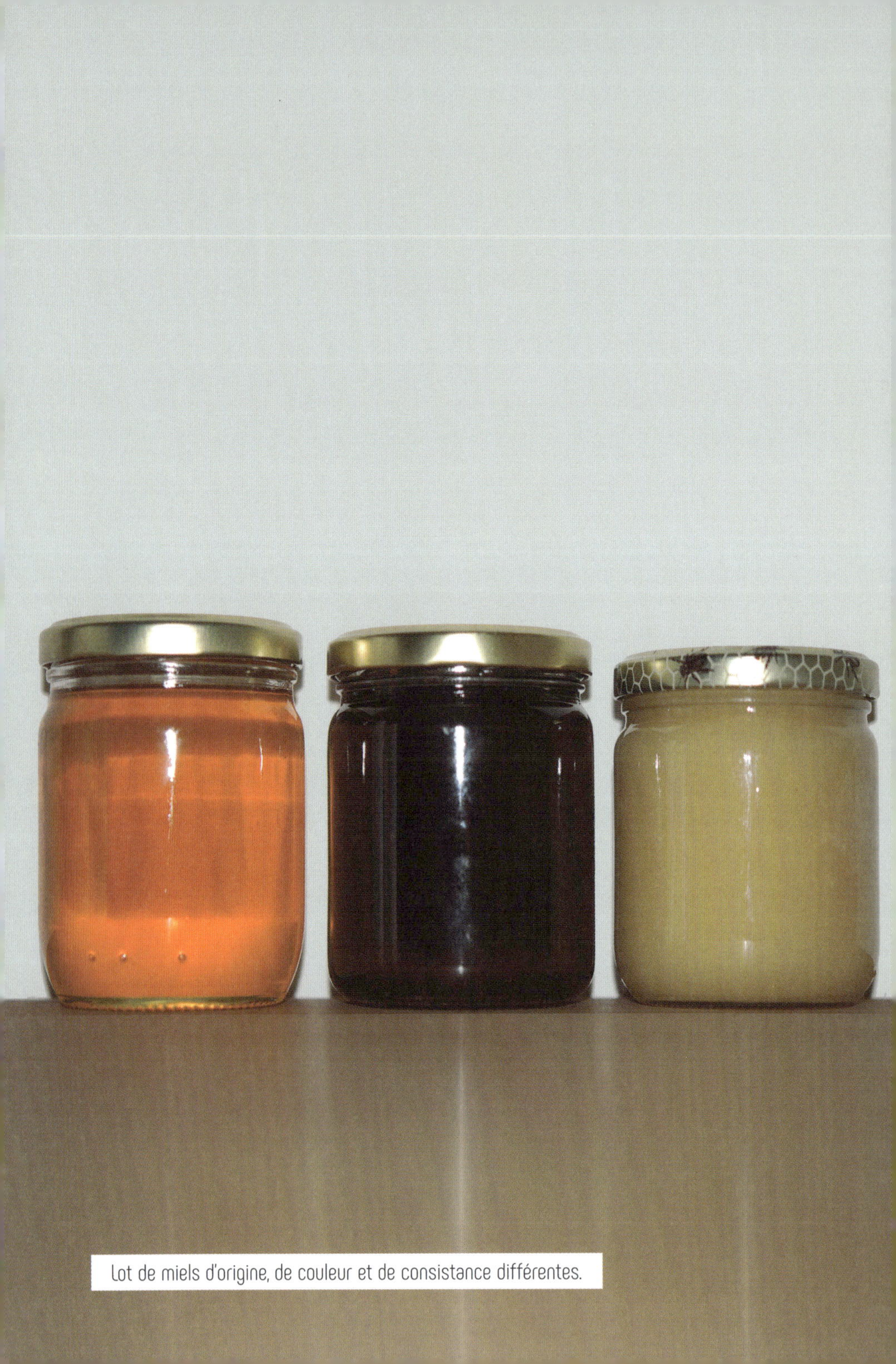

Lot de miels d'origine, de couleur et de consistance différentes.

La couleur des miels

Hormis les sucres, qui représentent environ 80 % de la masse du miel, et l'eau (~ 17 % m), le miel contient des substances variées qui lui confèrent ses caractéristiques visuelles, aromatiques et gustatives.

La couleur joue un rôle non négligeable dans l'appétence d'un aliment et dans l'évaluation de sa qualité. La coloration des miels recouvre une large palette de couleurs : jaune, ambré, brun, rougeâtre et, plus rarement, verdâtre, comme c'est le cas du miel de tan rouge (*Weinmannia tinctoria*) de l'île de La Réunion, aussi appelé « miel vert ». Le bleu est par contre exclu de ce nuancier. Dans la majorité des cas, les colorations des miels sont comparables à un vin blanc pour les plus clairs et au caramel foncé pour les plus sombres. Concernant les caractéristiques colorimétriques des miels, on sait que :

- Les miels de printemps sont habituellement plus clairs que les miels d'été ;
- Les miels de miellat sont généralement plus foncés que les miels de nectar ;
- Les miels de « sapin », ne provenant pas toujours exclusivement de sapins (*Abies alba*) mais aussi d'épicéas (*Picea abies*) et parfois de mélèzes (*Larix decidua*), ont une teinte foncée dont le ton varie selon les conifères concernés ;
- Les miels de tournesol et ceux de lavande vraie (contrairement aux miels de lavandin) sont jaunes ; les caroténoïdes qu'ils contiennent sont à l'origine de leurs teintes vives ;
- La cause des reflets verdâtres de certains miels reste inexpliquée ;
- Des tonalités de rouge de certains miels peuvent provenir du butinage de fruits rouges blets en période de disette.

Tous les composants colorés des miels sont d'origine végétale. La coloration du miel est principalement due à la présence de caroténoïdes et de composés phénoliques : les β-carotènes et la quercétine sont responsables des couleurs jaune à orange. Les caroténoïdes (voir annexe IV p. 160) forment une famille de pigments naturels dont la couleur va du jaune au rouge : jaune-orangé pour la lutéine ; rouge pour le lycopène.

Pigments et colorants

Un pigment ou colorant est un composé qui absorbe sélectivement des photons dans une gamme de longueurs d'onde donnée. Ainsi, une tomate apparaît rouge (longueur d'onde proche de 700 nanomètres) parce que le lycopène qu'elle contient absorbe dans le bleu et le vert et ne réfléchit donc que la composante rouge de la lumière blanche qui l'éclaire.
Notons qu'un colorant est une substance colorée. Un pigment, souvent d'origine minérale, est un type particulier de colorant, généralement insoluble dans le milieu qu'il colore. Les pigments restent en suspension dans les liquides et se dispersent dans les solides. Un colorant soluble dans l'eau colore la phase aqueuse. Une teinture interagit chimiquement avec le substrat qu'elle colore. Les caroténoïdes et les flavonoïdes sont des colorants non azotés.

- Le spectre d'absorption des caroténoïdes s'étale entre 400 et 500 nanomètres. Ces molécules absorbent dans le bleu et un peu dans le vert. Le β-carotène, par exemple, a son maximum d'absorption vers 450 nanomètres (couleur bleue). Une solution de β-carotène ne laissant passer que les radiations peu absorbées apparaît donc en orange.
- Les flavones et flavonols présentent généralement deux maxima d'absorption : par exemple 250 et 370 nanomètres pour la quercétine (colorant jaune).

L'ajout d'un colorant dans une solution augmente le nombre de longueurs d'onde (couleurs) absorbées : il s'agit d'une synthèse soustractive de la couleur. Plus il y a de pigments ou de colorants dans un mélange, plus on augmente le nombre de longueurs d'onde absorbées et plus le mélange coloré devient sombre. À cet égard, on observe d'ailleurs une nette corrélation entre la teneur en polyphénols totaux et la coloration d'un miel : plus un miel est riche en polyphénols, plus il est foncé.

La coloration d'un miel conditionné dans un pot transparent puis exposé au rayonnement solaire évolue dans le temps. Cette observation se vérifie particulièrement pour les miels riches en caroténoïdes. L'effet du soleil est nettement mesurable après une exposition de deux mois. Le brunissement du miel en fonction du temps résulte de réactions de Maillard, que favorisent les opérations de chauffage mises en œuvre pour la refonte (liquéfaction) du produit.

Le maintien du miel à des températures « élevées » entretient des réactions enzymatiques pouvant induire un brunissement du miel. Néanmoins, lorsqu'un miel est chauffé à plus de 40 °C, les enzymes sont progressivement détruites. Certaines peuvent réagir avec des polyphénols présents dans le produit de la ruche. Signalons que le brunissement du miel s'accompagne de modifications de son arôme.

Il existe une corrélation entre la coloration d'un miel et sa conductivité électrique, elle-même liée à la teneur en minéraux du produit. D'ordinaire, plus un miel est foncé, plus sa conductivité électrique est élevée (car riche en ions) et plus il contient du miellat. Mais il y a des exceptions à ces constats : le miel de sarrasin (*Fagopyrum esculentum*), par exemple, est un miel de nectar très foncé à l'état liquide et pourtant relativement pauvre en minéraux. On note également une corrélation entre la coloration et le pH d'un miel. Plus un miel est foncé, plus son pH est généralement élevé (moins il est acide).

Remarque

Si la coloration des miels témoigne effectivement de la présence de substances colorantes, principalement des polyphénols et caroténoïdes, l'équation simpliste selon laquelle un miel clair serait moins valeureux qu'un miel foncé est erronée. Premièrement parce que les polyphénols ne sont pas ses seules substances actives et, deuxièmement, à cause du rôle que joue la nature des composés phénoliques présents. À cet égard, des études réalisées sur les vins blancs et les vins rouges sont éloquentes. Elles révèlent que, bien qu'un vin blanc, avec ses quelque 350 milligrammes/litre de polyphénols, soit près de dix fois moins riche en composés phénoliques qu'un vin rouge, cela ne justifie pas un déclassement. Il apparaît en effet que les propriétés biologiques des flavonoïdes et autres acides phénoliques contenus dans les vins blancs sont tout aussi méritoires que celles des polyphénols des vins rouges. Par extrapolation, on comprend que les miels clairs n'ont pas à rougir de leur pâleur… En tout cas, ils ne déméritent pas par rapport à leurs équivalents basanés !

L'évaluation sensorielle du miel

Le « goût »

Physiologiquement parlant, le goût correspond à la reconnaissance par notre cerveau d'une information chimique portée par une molécule stimulante en solution dans la salive. Les sensations gustatives ont été catégorisées en cinq saveurs primaires :

- Le sucré
- L'acide
- L'amer
- Le salé
- L'umami

Si tout le monde connaît les quatre premières saveurs, il n'en est pas de même de l'umami, signifiant « délicieux » en japonais, et qui a été introduit plus récemment dans la palette des goûts. Ce goût traduit la richesse d'un aliment en protéines. Plus précisément, cette saveur est due à la présence d'acide glutamique libre, un acide aminé très commun. Le glutamate monosodique (sel sodique de l'acide glutamique) est couramment utilisé dans l'industrie alimentaire comme exhausteur de goût.

Le terme « goût » est polysémique. Il englobe la gustation à proprement parler, mais aussi l'olfaction rétronasale et la sensibilité somesthésique. On expérimente rarement des sensations exclusivement gustatives ou uniquement olfactives, mais plutôt un ensemble de sensations olfacto-gustatives. Ce que l'on appelle communément « goût » est donc un abus de langage. Dans les faits, le goût d'un aliment est conditionné par un ensemble de réponses sensorielles telles que l'arôme, l'astringence ou la texture. Des sensations somesthésiques influencent clairement la perception du goût. Les chips n'ont-elles pas meilleur goût lorsqu'elles sont croquantes ? La notion de goût inclut même des sens d'anticipation des propriétés gustatives, comme la vue.

Trois espaces participent à l'évaluation sensorielle d'un miel :

- Sur la langue, il y a des récepteurs sensibles aux saveurs, qui sont responsables de la gustation. Les cellules sensorielles du goût sont localisées dans les bourgeons gustatifs des papilles réparties sur la langue. Ces derniers sont stimulés par des substances véhiculées par la salive. L'anatomie fonctionnelle de la langue chez l'homme laisse apparaître des sensibilités régionales dans la détection des quatre saveurs principales. On note toutefois des recouvrements de ces spécificités topographiques. Il y a même des études sur les récepteurs des cellules sensorielles qui remettent carrément en question l'ancienne théorie d'une cartographie du goût.
- Dans les cavités buccale et nasale, on trouve des récepteurs qui renseignent sur l'astringence.
- Dans le nez se situent des récepteurs sensibles aux molécules odorantes qui forment l'olfaction. Seules les molécules volatiles qui atteignent la muqueuse olfactive agissent sur le bulbe olfactif. Néanmoins, des aspects gustatifs interviennent aussi dans l'olfaction. En effet :
  - Une odeur est due à la présence de molécules volatiles dans l'air. L'olfaction met en jeu des récepteurs de l'épithélium olfactif de la partie postérieure de la cavité nasale. Les odeurs ou parfums induisent des stimulations orthonasales ou directes des cavités nasales.
  - Les arômes libérés lors de la destructuration et du réchauffement des aliments mastiqués en bouche engendrent des stimulations rétronasales ou indirectes. Les molécules diffusent au fond de la cavité buccale, puis remontent dans le nez. Bien que les flavonoïdes et les chalcones ne soient pas très volatils, certains arômes appartiennent à la famille des phénols volatils. Remarquons que l'odeur florale est produite par des glandes spéciales, les osmophores, qui sont généralement situées à la surface des pétales.

À l'échelle cellulaire, deux saveurs caractéristiques du miel, le sucré et l'acide, ne sont pas détectées de la même manière :

- La sensation de « sucré » (et d'amer) résulte d'une reconnaissance moléculaire par un récepteur dédié (un hétérodimère) de la cellule sensorielle impliquée dans la gustation ;
- La perception acide est, elle, déclenchée par une charge ionique (H^+) qui agit directement sur des canaux ioniques de la cellule gustative.

L'amertume et l'astringence sont des caractéristiques organoleptiques. Les acides phénoliques et les flavonoïdes peuvent induire de l'astringence en bouche. Les sucres réduisent toutefois l'effet astringent des polyphénols. En revanche, les pH faibles (~ 4) de certains miels renforcent l'astringence.

Les seuils de perception de l'acide p-coumarique (astringent), de l'acide caféique (astringent et amer), de l'acide férulique (astringent) et de la quercétine (amère) sont de l'ordre de milligrammes, voire de la dizaine de milligrammes, par litre.

Le goût sucré

Le goût sucré est une source de satisfaction et de réconfort. Il génère du plaisir dès la naissance. Lorsqu'on dépose une solution sucrée sur la langue d'un nouveau-né, on observe une décontraction de ses muscles faciaux (réflexe gusto-facial). À l'opposé, un bébé grimace et recrache si l'on répète l'opération avec une substance amère. Chez le nourrisson, le sucré a même un effet analgésique (libération de peptides opioïdes) : l'administration par voie orale d'eau sucrée est mise à profit en médecine néonatale au moment de pratiquer certains gestes chirurgicaux, comme une injection intramusculaire.

Plus globalement, le goût sucré active des circuits neuronaux de la récompense. Chez les mammifères, il induit, dans une région du cerveau qui traite les émotions, une augmentation du taux de dopamine, un neurotransmetteur impliqué dans la sensation de plaisir. Cette cascade d'événements biochimiques est responsable de l'attractivité des substances sucrées.

Étonnamment, chez le rat, le pouvoir attractif du sucre est plus fort que celui de la cocaïne ou de l'héroïne. Mais si cette observation confirme bien une préférence de l'animal pour le goût sucré, elle n'est cependant pas directement extrapolable, telle quelle, à l'homme. Si l'on pouvait soigner la cocaïnomanie avec des sucres d'orge, ça se saurait !

Miel, diététique et glycémie

Le miel est un aliment riche en glucides, qui représentent environ 80 % de la masse du produit. Or, ce sont les principaux nutriments énergétiques. La calorie est une unité de mesure d'énergie. En nutrition, on utilise généralement la grande calorie, qui s'écrit avec un « C » majuscule (Calorie), et qui vaut 1 000 calories ou 1 kilocalorie (kcal). Pour situer l'apport calorique du miel par rapport au sucre de table, notons que :

- La valeur énergétique de 100 grammes de miel est de 300 Calories (kcal) ;
- La valeur énergétique de 100 grammes de sucre de table (saccharose) est de 400 Calories (kcal) ;
- Une cuillère à soupe de miel (~ 15 ml), qui contient autour de 17 grammes de sucres (0 g de lipides), a une valeur énergétique d'environ 65 Calories (kcal).

On ne peut pas affirmer que le miel ne fait pas grossir, la régulation pondérale étant soumise à une question de balance énergétique. Néanmoins, aucun aliment n'est parfait, aucun n'est mauvais. C'est une consommation excessive qui est mauvaise. Ce que l'on recommande sur ce point, c'est de limiter en particulier les produits à la fois sucrés et gras. Le vrai problème est que, dans les pays industrialisés, la capacité de l'organisme humain à emmagasiner l'énergie des aliments, puis à la mobiliser en période de manque, n'est plus ou trop rarement sollicitée. Seule la fonction de stockage est encore active, car dans les pays riches, et maintenant aussi dans ceux que l'on dit « émergents », l'abondance de nourriture est permanente. À cette situation nouvelle, apparue il y a quelques décennies seulement, s'ajoute la généralisation d'un mode de vie sédentaire.
D'un point de vue calorique, il n'y a donc pas de raison de proscrire le miel tant qu'il est consommé en quantité raisonnable, en rapport avec les dépenses énergétiques. D'un autre côté, si le miel est clairement une importante source d'énergie, sa densité nutritionnelle est aussi indiscutablement faible.

Les sucres majoritaires dans le miel, à savoir le fructose et le glucose, sont des substances digestes. Seuls les oses ou monosaccharides peuvent être absorbés *via* des transporteurs par les entérocytes. Les oses sont majoritairement absorbés dans le duodénum et le jéjunum. Les diholosides et triholosides (voir annexe II p. 154) subissent, eux, une digestion dans l'intestin grêle : une saccharase, par exemple, hydrolyse le saccharose en glucose et fructose.

Notre organisme a la capacité de contrôler et réguler un certain nombre de paramètres du milieu intérieur. Cette capacité de régulation est appelée « homéostasie ». Des systèmes de surveillance mesurent continuellement les variables biologiques. Lorsque ces dernières s'écartent trop des valeurs de consigne, des effecteurs cellulaires, tissulaires ou organiques sont activés pour normaliser la valeur de la variable concernée. C'est ainsi que le taux de glucose dans le sang, la glycémie, est maintenu stable.
Le mécanisme de régulation de la glycémie répond à la consommation d'aliments sucrés par une sécrétion d'insuline dans le sang ; ce qui a pour effet d'augmenter l'absorption cellulaire de glucose. Une baisse rapide de la glycémie engendre souvent une envie de manger des aliments riches en glucides (hydrates de carbone).

Rythmes circadiens et régulation du métabolisme

Sur Terre, la vie est gouvernée par des rythmes circadiens correspondant à la journée de vingt-quatre heures. Une horloge centrale située dans notre cerveau synchronise des horloges périphériques propres aux divers organes. Ces différentes horloges tissulaires et cellulaires, intégrées dans des systèmes fonctionnels, doivent rester synchronisées pour maintenir les différentes constantes du milieu intérieur entre les limites des valeurs normales. L'implication des rythmes circadiens dans la régulation du métabolisme a ainsi été mise en évidence au niveau du foie, qui orchestre la production de glucose et sa libération dans le sang. Le foie assure ainsi une concentration sanguine de glucose normale tout au long de la journée. Mais en réponse à une prise de nourriture, un système de contre-régulation empêche une augmentation excessive du glucose sanguin. C'est la production d'insuline, une hormone synthétisée par des cellules spécialisées du pancréas, qui freine cette augmentation de la glycémie. Les horloges du foie et du pancréas régulent donc des processus physiologiques opposés.

Les diabètes sucrés sont des troubles métaboliques caractérisés par un état d'hyperglycémie chronique, dans des conditions standard d'alimentation, dû à un déficit en insuline. Cette hormone facilite le stockage des nutriments sous forme de glycogène (constitué d'unités de glucose) dans le foie et les muscles, et de triglycérides dans la graisse.

- Le diabète insulino-dépendant est dit de type 1. C'est une maladie auto-immune qui aboutit à la destruction des cellules productrices d'insuline du pancréas. Normalement, ces cellules sécrètent de l'insuline en fonction du taux de glucose (glycémie) dans le sang. Comme les diabétiques de type 1 ont un déficit absolu en insuline, ils doivent s'en injecter régulièrement.
- Le diabète non insulino-dépendant, dit de type 2, est parfois appelé diabète « gras » ou de la maturité. Il s'installe progressivement et concerne généralement l'adulte de plus de 40 ans, souvent en état de surpoids. Dans ce cas, le déficit en insuline est partiel.

La glycémie à jeun doit normalement se situer entre 0,70 à 1 gramme/litre (soit 3,9 à 5,6 mmol/l). Selon l'OMS, les chiffres pour le diagnostic d'un diabète sont une glycémie à jeun supérieure à 1,26 gramme/litre (soit 7 mmol/l) ou une hyperglycémie, provoquée par l'ingestion de 75 grammes de glucose, supérieure à 2 grammes/litre (soit 11,1 mmol/l).

Tous les diabétiques doivent suivre un régime alimentaire. Le traitement diététique vise à réduire les oscillations de la glycémie. L'ingestion de sucres simples comme le saccharose ou le glucose induit des fluctuations rapides de la glycémie.

L'index glycémique (IG) chiffre l'impact qu'ont les hydrates de carbone sur la glycémie. On attribue au glucose la valeur (référence) de 100. Plus ce nombre est élevé, plus l'aliment engendre une forte augmentation de la glycémie ; qui à son tour entraîne une augmentation de la sécrétion d'insuline dans le sang. L'index glycémique indique donc le pouvoir hyperglycémiant d'un aliment. C'est un paramètre métabolique sous influences multiples : l'IG dépend de la nature des glucides contenus dans l'aliment, de l'environnement dans lequel se trouvent les glucides, de la vitesse de vidange gastrique, de la digestion, de facteurs endogènes, etc. En plus de l'index glycémique, il faut tenir compte de la quantité de l'apport glucidique : une faible consommation d'un aliment de fort IG n'aura pas les mêmes effets qu'une consommation importante du même aliment ! C'est pourquoi on a introduit la notion de « charge glycémique », qui est le produit de l'apport en glucides d'un aliment donné et de son IG.

Les index glycémiques des sucres les plus courants sont :
- Fructose : IG = 20
- Glucose (référence) : IG = 100
- Saccharose : IG = 65

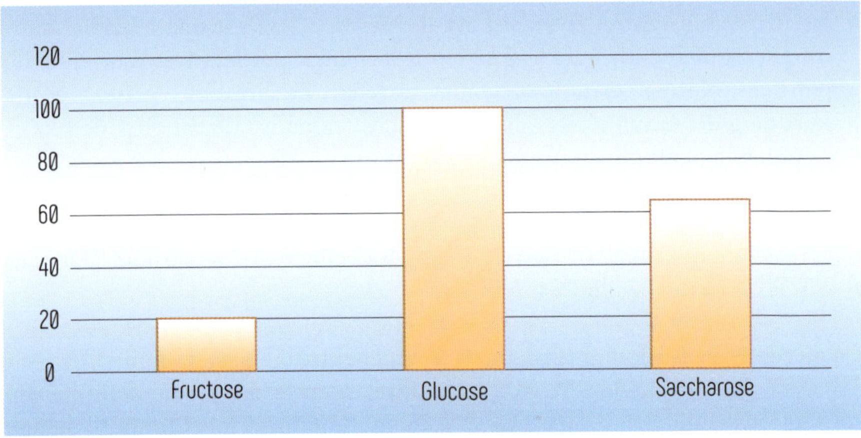

Diagramme comparant les index glycémiques de différents sucres.

Remarque

Des analyses réalisées à partir de différents miels ont révélé un index glycémique moyen de 55. L'IG du miel dépend directement du rapport fructose/glucose. Ainsi, le miel d'acacia, riche en fructose, a un IG moyen de 53 à cause de sa teneur élevée en fructose (~ 43 % m). En revanche, le miel de colza, qui renferme *grosso modo* autant de glucose que de fructose, a un IG de 64. La valeur relativement élevée de l'IG des miels de forêt est aussi due, en plus de leur faible teneur en fructose (~ 31 % m), au mélézitose qu'ils contiennent. Le mélézitose engendre effectivement une rapide élévation de la glycémie. Toujours est-il que ces mesures indiquent que, comparée à l'ingestion de glucose pur, la glycémie augmente moins fortement après une consommation de miels ayant une teneur en fructose élevée. Globalement, l'index glycémique n'est pas très élevé pour le miel du fait de la présence de fructose. C'est aussi à cause de la proportion de celui-ci qu'il a un pouvoir sucrant supérieur de 30 % au sucre de table.

Les pouvoirs sucrants des sucres les plus courants sont :

- Fructose : 1,30
- Glucose : 0,70
- Saccharose (référence) : 1,00

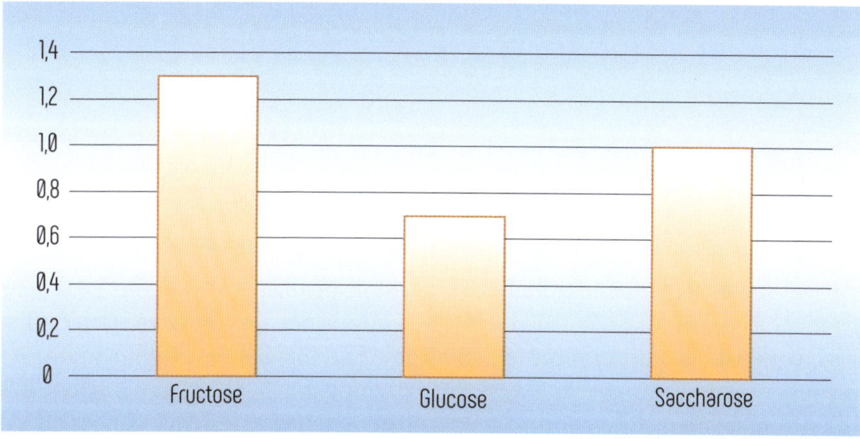

Comparaison des pouvoirs sucrants de différents sucres.

Ajoutons que la sucrosité d'un produit est modulée par la sensibilité individuelle à la molécule sucrante : certaines personnes sont plus sensibles au saccharose, d'autres au glucose.

Le fructose, présent dans les fruits et le miel, a un pouvoir sucrant supérieur au sucre de table (saccharose) et un index glycémique faible. Ce sucre est tout aussi énergétique que le glucose, principal carburant de notre organisme. Néanmoins, l'assimilation du fructose est indépendante de l'insuline. Il doit être métabolisé par le foie avant de pouvoir être utilisé par l'organisme. Par conséquent, une consommation excessive peut entraîner une augmentation des triglycérides sanguins et accroître le stockage hépatique de ceux-ci. Malgré cela, le fructose peut tout à fait faire partie d'une alimentation équilibrée. C'est la quantité ingérée qui compte. Les excès résultent souvent d'une consommation excessive de jus de fruits, de boissons sucrées ou de sodas. Les effets délétères du fructose commencent à se manifester à partir de 100 grammes par jour (60 g chez les diabétiques de type 2). Il faut savoir qu'un litre de soda ou un demi-litre de jus de fruits en apportent 50 grammes. D'un autre côté, une cuillère à soupe (15 ml) de miel contient environ 6 grammes de fructose. Et lorsqu'on consomme 20 grammes de sucre de table, on ingère dans les faits 10 grammes de glucose et 10 grammes de fructose.

Miel et carie dentaire

La carie dentaire est une maladie multifactorielle : elle est due à la présence concomitante en bouche de glucides fermentescibles et de bactéries cariogènes. Ces micro-organismes sont les acteurs de la maladie, mais les mécanismes du processus carieux ne sont opérants qu'en présence de sucres.
La croissance bactérienne englobe un ensemble de phénomènes dont deux sont facilement observables au microscope : la croissance de la cellule bactérienne et l'augmentation du nombre de bactéries. Par mesure de simplification, on assimile communément la croissance bactérienne à la multiplication des micro-organismes. Elle conduit à un appauvrissement de l'environnement en nutriments, mais aussi à un enrichissement en sous-produits du métabolisme, éventuellement nocifs pour l'hôte. Lorsque des bactéries s'attachent à une surface et s'associent entre elles, il se forme un biofilm.
En bouche, les espèces bactériennes colonisatrices primaires se fixent sur les surfaces recouvertes de molécules d'origine salivaires. L'écosystème qui se développe ensuite sur les surfaces dentaires minéralisées et dans le sillon gingivo-dentaire est appelé « plaque dentaire ». C'est ce biofilm d'espèces cariogènes qui constitue le facteur étiologique de la carie dentaire. L'aliment sucré est lui un facteur de risque.

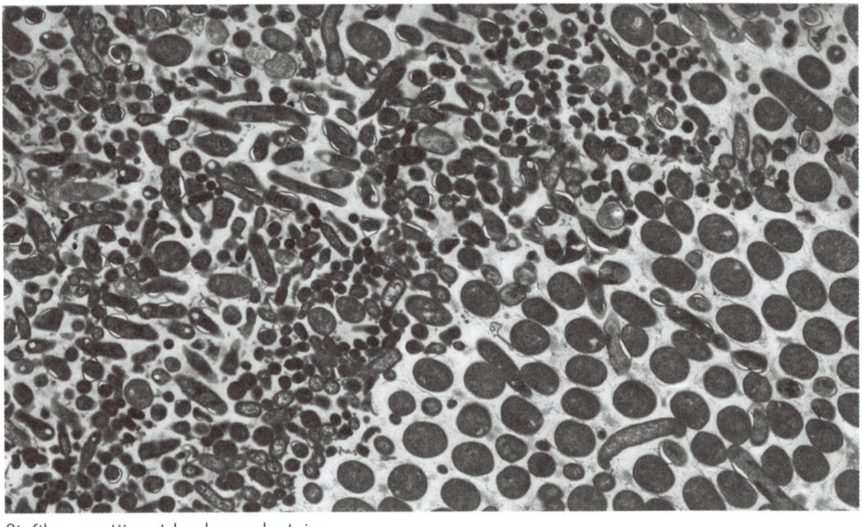

Biofilm constituant la plaque dentaire.

Sucres et carie dentaire

Le saccharose est considéré comme le sucre le plus cariogène pour trois raisons :

- Il favorise la colonisation des surfaces dentaires par la bactérie cariogène *Streptococcus mutans* ;
- Il permet la production bactérienne de polysaccharides extracellulaires qui favorisent la formation d'un biofilm multigénérique ;
- Il est facilement métabolisé en acides organiques par les bactéries de la plaque dentaire, dont l'acide lactique, qui est fortement déminéralisant.

En France, la consommation annuelle en sucre dépasse aujourd'hui les 30 kilogrammes, en moyenne, par personne, alors qu'elle était de 5 kilogrammes au mitan du XIXe siècle ! On estime qu'environ 30 % des Français adultes consomment trop de sucre. Le potentiel cariogène des sucres est modulé par certains paramètres, tels que la solubilité et l'adhérence de l'aliment, qui déterminent la rémanence des sucres dans la cavité buccale. Il apparaît toutefois que c'est la fréquence des prises alimentaires sucrées qui est décisive dans le processus carieux, plus que la nature, la concentration et/ou la quantité des sucres ingérés.

Deux observations historico-géographiques illustrent les rôles cruciaux que jouent le sucre alimentaire et la plaque dentaire dans le développement de la carie :

- Aussi longtemps que l'alimentation des Inuits du Groenland, qui reposait principalement sur des produits de la pêche et de la chasse, était pauvre en glucides, les dents de ce peuple nomade étaient pratiquement indemnes de caries.
- D'un autre côté, on constate qu'à Singapour, qui est l'un des pays où la consommation de sucres est la plus élevée au monde, on enregistre en même temps l'une des plus faibles prévalences carieuses. Les mesures de prévention et l'accès aux soins dentaires dans ce pays y sont pour beaucoup. En effet, l'importance de l'hygiène bucco-dentaire, qui doit toujours accompagner l'hygiène alimentaire, n'est plus à démontrer. Un brossage dentaire efficace et régulier élimine le facteur étiologique de la carie : la plaque dentaire.

Remarque

L'impact des facteurs cariogènes dépend de mécanismes physiologiques de l'hôte, qui modifient l'environnement buccal. C'est particulièrement le cas des sécrétions salivaires qui ont la capacité de combattre l'acidité produite à la surface des dents. La salive est un fluide très aqueux (plus de 99 % d'eau). On en produit autour de 750 millilitres par vingt-quatre heures. Près des deux tiers du volume salivaire sont sécrétés par les glandes sous-maxillaires. En l'absence de stimulation, le pH de la salive est proche de 6. Mais après un repas, le pH salivaire grimpe à environ 7,2 et son débit est augmenté. Cette action corrective de l'acidité, qui contrecarre le processus de déminéralisation des structures dentaires, n'est cependant opérationnelle qu'en période active (pas pendant le sommeil) et de stimulation (mastication), lorsque le débit salivaire est suffisant.

D'aucuns s'inquiètent, par ailleurs, du pH acide des miels, qu'ils suspectent d'altérer la couche d'émail qui coiffe la couronne dentaire. Pourtant, les mesures résumées dans le tableau ci-après montrent que le pH d'un miel de nectar, généralement plus acide qu'un miel de miellat, ne rivalise pas avec des produits de consommation courante.

Tableau comparatif des pH de quelques produits de consommation réputés acides

Produit	pH
Jus frais de citron	2,14
Vinaigre blanc à 8 % d'acidité	2,44
Coca-Cola	2,50
Vinaigre de vin à 7 % d'acidité	2,82
Miel de nectar (dilué au 1/10 dans de l'eau distillée)	4,35

De plus, des observations microscopiques montrent que, contrairement aux jus de fruits, le contact du miel avec la dent pendant trente minutes n'entraîne pas d'érosion de l'émail.

Les micrographies montrent que l'exposition d'une surface dentaire au vinaigre et surtout au jus de citron entraîne une érosion de l'émail. En revanche, la dent n'est nullement affectée par le contact avec le miel, comme l'atteste la

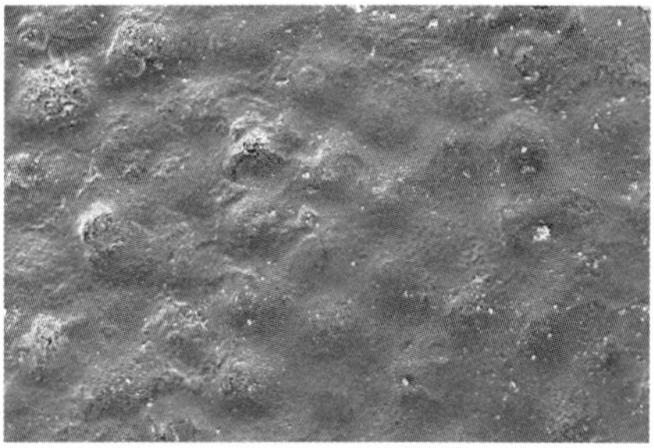

Surface dentaire exposée à de l'eau du robinet pendant huit heures à 37 °C.

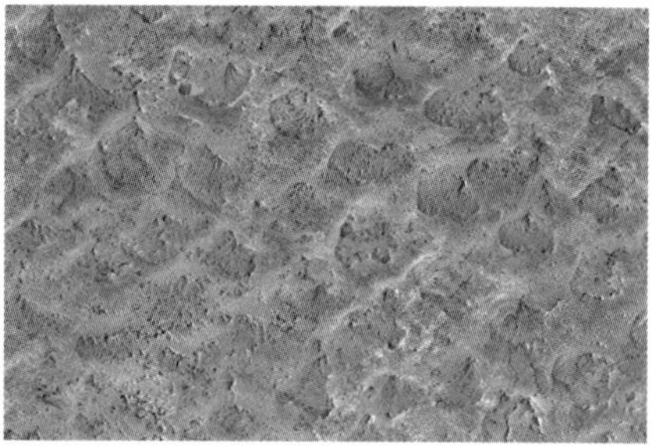

Surface dentaire exposée à du vinaigre blanc pendant huit heures à 37 °C.

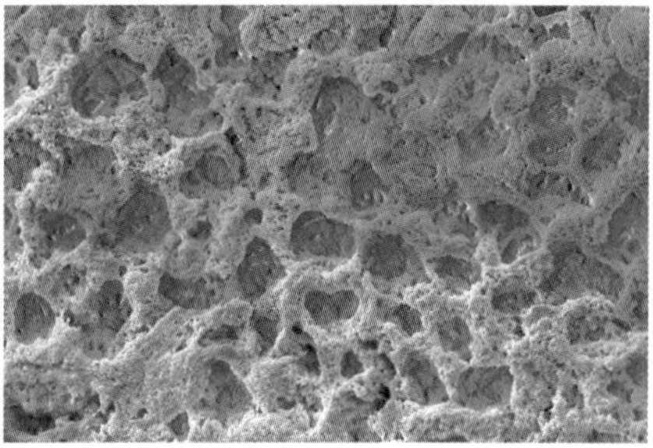

Surface dentaire exposée à du jus frais de citron pendant trente minutes à 37 °C.

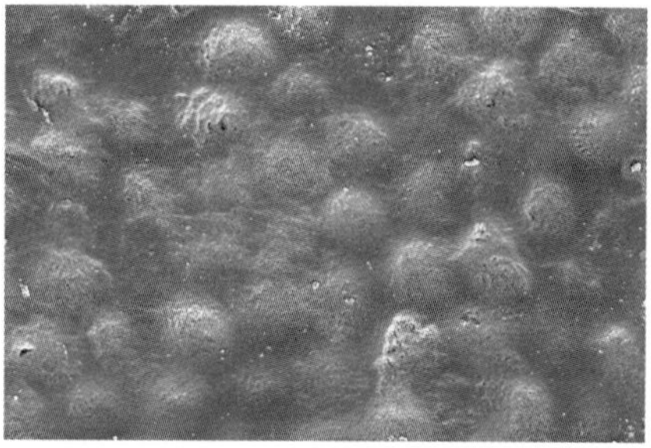

Surface dentaire exposée à du miel de nectar pendant huit heures à 37 °C.

comparaison avec l'émail dentaire qui a séjourné dans de l'eau du robinet. Un test très simple, dont les effets se voient déjà à l'œil nu, corrobore clairement ces résultats de microscopie électronique à balayage :

- L'application *in vitro* sur une dent de jus frais de citron pendant quelques minutes à 37 °C rend la dent mate ; ce qui traduit un effet corrosif du jus de fruit sur l'émail dentaire.
- L'application *in vitro* sur une dent de miel pendant plusieurs heures à 37 °C laisse la dent brillante ; ce qui indique que l'émail dentaire n'a pas été endommagé.

Autant des investigations pertinentes permettent d'identifier de possibles risques ou dangers, autant certaines études menées « hors sol » sont tout simplement dénuées d'intérêt pratique. Ainsi, une étude *in vitro* et intra-orale avait conclu à un plus fort potentiel cariogène du lait maternel humain par rapport au lait de vache. Mais, sachant qu'en 2011 la durée médiane d'allaitement était d'un peu moins de quatre mois, et que les premières dents temporaires (dents de lait)

percent aux alentours de six mois, force est de reconnaître que la probabilité pour que le lait maternel soit responsable d'une carie dentaire est quasi nulle. De plus, les études ne manquent pas pour démontrer que l'allaitement exclusif est le meilleur moyen d'outiller un jeune organisme pour qu'il puisse croquer la vie à pleines dents.
A contrario, d'autres études attribuent au miel des fonctions protectrices contre des maladies bucco-dentaires. Elles montrent, par exemple, qu'il inhibe davantage la croissance bactérienne et la formation d'un biofilm qu'une solution concentrée de fructose, glucose, maltose et saccharose (« miel » artificiel de laboratoire). Ces travaux font ressortir des propriétés antibactériennes du miel et démontrent que cette activité n'est pas uniquement due à la forte pression osmotique apportée par les sucres. Des substances actives, dont des polyphénols, contenues dans le miel sont donc susceptibles d'entraver les développements microbiens à la surface des dents. À cet égard, des expériences menées *in vitro* chez l'animal indiquent que des polyphénols peuvent diminuer la virulence de *Streptococcus mutans* et l'accumulation de la plaque dentaire. D'autres recherches indiquent encore que des polyphénols ont la capacité d'inactiver des pathogènes parodontaux et suggèrent un effet préventif de ces substances contre les maladies parodontales.

Le miel est soluble dans l'eau

Des investigations cliniques réalisées en double aveugle avec répartition aléatoire, évaluant les effets du miel versus un placebo sur la toux nocturne et la qualité du sommeil chez de jeunes enfants souffrant d'infections des voies respiratoires supérieures, a révélé la supériorité du miel. L'étude conclut qu'une cuillère de celui-ci facilite l'endormissement d'un enfant atteint de toux. En même temps, il est fortement recommandé de ne pas coucher un enfant avec un produit sucré en bouche. La « carie du biberon » est bien connue des dentistes pédiatriques. Ces praticiens insistent sur le nettoyage des dents qui doit suivre la prise d'une substance sucrée, et de surcroît avant le coucher. Par ailleurs, dans le contexte de l'étude susmentionnée, comme le miel est tout à fait soluble dans l'eau, il est souhaitable de faire suivre le « traitement au miel » par quelques gorgées d'eau ou de tisane tiède, évidemment non sucrée, pour rincer la cavité buccale et atténuer l'effet potentiellement cariogène du remède naturel ; d'autant plus que le flux salivaire est fortement réduit pendant le sommeil.

Pour information, le tableau ci-après montre les variations du pH du miel en fonction de son taux de dilution avec de l'eau du robinet. On remarque qu'entre la dilution au 1/2 et celle au 1/10, il y a un écart supérieur à deux unités de pH.

Effets de la dilution avec de l'eau du robinet sur le pH d'un miel

Produit	pH
Eau du robinet	7,32
Miel dilué au 1/10 dans eau du robinet	6,45
Miel dilué au 1/5 dans eau du robinet	5,53
Miel dilué au 1/3 dans eau du robinet	4,72
Miel dilué au 1/2 dans eau du robinet	4,28

Il est à noter que l'eau distillée, utilisée usuellement pour mesurer le pH du miel dilué au 1/10, est plus acide (pH ~ 5,8) que l'eau du robinet, légèrement alcaline, employée dans cette expérience.

La cuisine au miel

Bien que le miel puisse être utilisé en cuisine, signalons que c'est avant tout un produit qui se déguste frais et cru. Contrairement à ceux qui le tartinent comme de la confiture, les fins gourmets le savourent directement à la cuillère. En quelque sorte, selon des apiculteurs particulièrement fiers de leur produit, le miel est à la confiture ce que le foie gras est au pâté… Il n'empêche que des chefs, qui incorporent avec succès du miel dans leurs préparations culinaires, ont su donner au produit de la ruche des lettres de noblesse en cuisine : utilisé à bon escient, il sublime les plats.

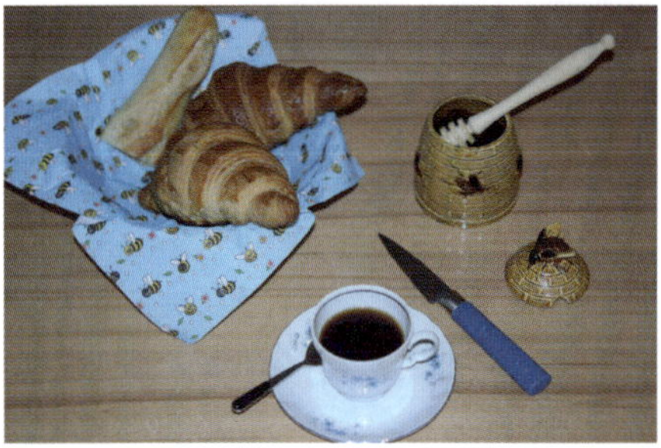

Le miel à table, en accompagnement du petit déjeuner.

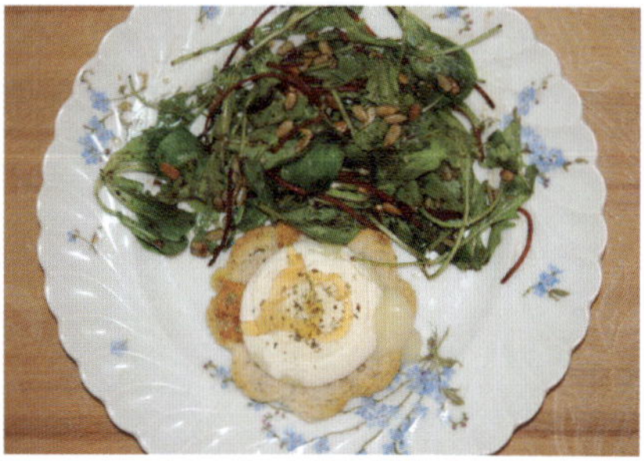

En cuisine, le miel peut entrer dans la composition d'un mets (ici chèvre chaud au miel).

Le miel : aromate ou épice ?

Les cuisiniers et gastronomes avertis font une distinction entre « aromate » et « épice » : l'aromate apporte principalement une note odorante ; l'épice, elle, est plutôt caractérisée par une saveur. Selon cette discrimination culinaire, le safran est un aromate (exhausteur de goût), tandis que le poivre (peu odorant) est une épice. Ces notions ne sont pas faciles à appréhender pour le néophyte ! Mais qu'en est-il du miel ? En réalité cela dépend du type de miel. Un miel d'acacia et un miel de bruyère n'auront pas la même appréciation. Mais, globalement, on va devoir se contenter d'une réponse de Normand : le miel est à la fois aromate et épice.

La masse volumique du miel est d'environ 1,42 gramme/centimètre cube à 20 °C (entre 1,39 g/cm^3 et 1,44 g/cm^3 selon la teneur en eau du produit). Cette valeur permet de transformer les millilitres en grammes, et vice versa, lorsqu'on veut remplacer le sucre par du miel dans une recette de cuisine : 1 millilitre (ou cm^3) de miel pèse donc près de 1,42 gramme. D'un point de vue pratique, nous pouvons retenir que :

- 1 gramme de miel occupe un volume de 0,7 millilitre ;
- 1 millilitre de miel pèse environ 1,42 gramme ;
- Une cuillère à soupe de miel (~ 15 ml) apporte environ 17 grammes de sucre.

Remarques

- Comme une cuillère à soupe rase de sucre semoule apporte 15 grammes de sucre, et que le même volume de miel en apporte 17, si l'on mesure en volume il faudra réduire la quantité de miel par rapport au volume indiqué pour le sucre dans la recette culinaire. Bien entendu, cette correction doit surtout être respectée lorsque la quantité de sucre est importante.
- En cuisine, lorsqu'on remplace le sucre par du miel, il faut se rappeler que le produit de la ruche peut contenir jusqu'à 20 % d'eau. Par conséquent, si sa quantité est importante, cet ajout d'eau cachée devra être compensé en enlevant un volume équivalent de liquide (eau, lait…) par ailleurs dans la recette.
- Comme les sucres (monosaccharides) du miel ont tendance à brunir davantage que le sucre de table (disaccharide), on conseille de baisser la température de cuisson d'une quinzaine de degrés (°C) si l'apport en miel est important.

Le miel peut inhiber le brunissement enzymatique

Quand on coupe une pomme en deux, il se produit un brunissement de la tranche. Ce changement de couleur est dû au sectionnement des cellules végétales dans le plan de coupe : du coup, les plastes (contenant des enzymes polyphénol oxydases) et les vacuoles (contenant des polyphénols) libèrent leurs contenus. Résultat : les polyphénols, les polyphénols oxydases et l'oxygène de l'air interagissent. Les enzymes catalysent l'oxydation des groupements o-diphénols en o-quinones, qui sont les produits de réaction responsables du brunissement. Or le miel a la capacité d'inhiber le brunissement des pommes coupées et du jus de raisin. Une solution à 10 % de miel inhibe le brunissement des tranches de pomme. Un peptide du miel serait à l'origine de cette inhibition, dont l'intensité dépend du type de miel.

La gluconolactone du miel bichonne la peau

La gluconolactone ($C_6H_{10}O_6$), un métabolite de la dégradation du glucose, est un ester cyclique qui possède de multiples groupes hydroxyles. Elle se forme lorsque l'acide gluconique perd une molécule d'eau. En solution aqueuse, la gluconolactone (glucono-delta-lactone ou glucono-1,5-lactone) s'hydrolyse partiellement en acide gluconique et a donc un effet acidifiant progressif. La substance est employée dans l'industrie alimentaire comme régulateur d'acidité référencé en Europe sous le code E575. La gluconolactone, sans risques connus, est facilement métabolisée.

La lactone, qui a une saveur sucrée, est naturellement présente dans le miel, où elle s'hydrolyse partiellement en acide gluconique. La vitesse d'hydrolyse augmente avec la température et à pH élevé. Un équilibre s'établit avec le temps entre les proportions d'acide gluconique et de gluconolactone.
On reconnaît à la gluconolactone de multiples propriétés à visées cutanées. On incorpore la substance dans des préparations cosmétiques pour ses vertus :

- Hydratante ;
- Antioxydante ;
- Apaisante ;
- Anti-âge.

Soit dit en passant, des actions du genre « anti-âge » ne sont pas des événements, mais des processus, qui mettent donc un certain temps, voire un temps certain, avant d'être apparents…

Partie III
Les excipients du miel

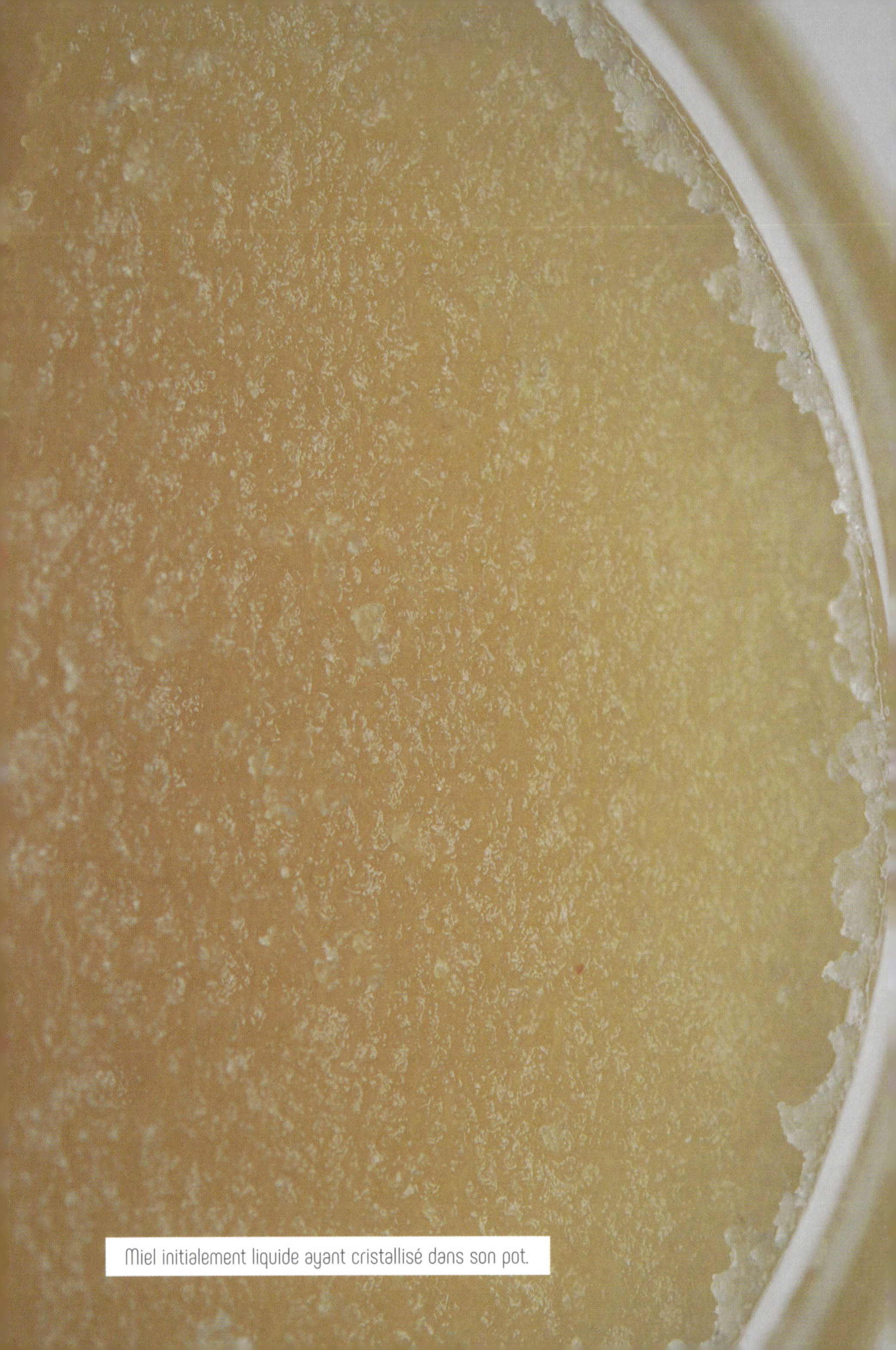

Miel initialement liquide ayant cristallisé dans son pot.

Les composants majoritaires, ou excipients, du miel sont des sucres (~ 80 % m) et de l'eau (~ 17 % m). C'est pourquoi la composition du « miel » artificiel, préparé dans des laboratoires à des fins expérimentales, en imitation du miel sans ses composantes végétales et animales, est la suivante :

- Fructose : 40,5 % m
- Glucose : 33,5 % m
- Maltose : 7,5 % m
- Saccharose : 1,5 % m
- Eau Milli-Q® : 17 % m
- pH ajusté à 3,5 avec HCl à 1 mol/l

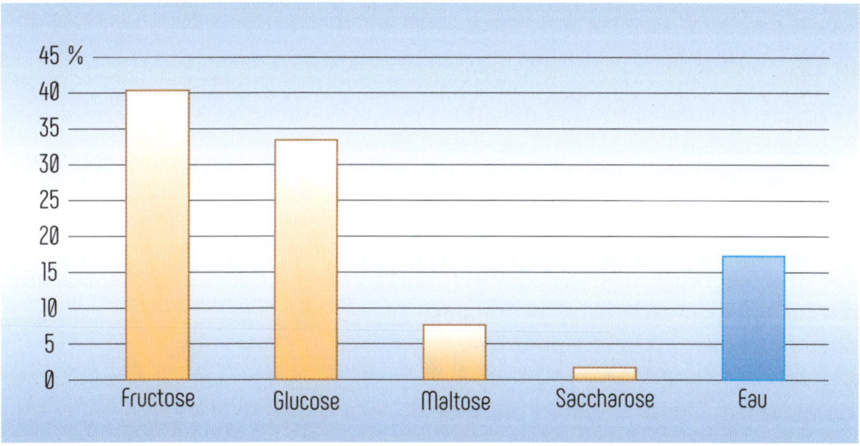

Diagramme à barres indiquant les proportions respectives des ingrédients d'un miel artificiel.

Par la force des choses, les sucres et l'eau, qui sont majoritaires dans le miel, doivent jouer des rôles primordiaux dans les propriétés et la conservation du produit de la ruche. La nature et les proportions des différents sucres, qui sont très variables dans les miels, ainsi que les effets découlant de la présence d'eau méritent que l'on s'y arrête.

Des sucres

Dans la nature, l'essentiel des glucides proviennent de la photosynthèse qui s'opère dans les plantes (organismes autotrophes). La photosynthèse est l'apanage des plantes. Seules celles-ci peuvent transformer du carbone minéral (CO_2) en carbone organique (sucres). L'énergie est fournie par la lumière. La photosynthèse se déroule principalement dans les feuilles, qui captent la lumière et sont dotées d'un pigment vert, nommé « chlorophylle », situé dans les chloroplastes des cellules végétales. Les sucres produits sont dissous dans la sève élaborée, puis distribués dans toute la plante.

La photosynthèse et la respiration sont des processus opposés :

- La photosynthèse produit des sucres et du dioxygène sous l'effet de l'énergie lumineuse ; il y a consommation de CO_2 et de H_2O ;
- La respiration produit de l'énergie, avec un dégagement de CO_2 et de H_2O ; il y a consommation de sucres et de dioxygène.

La formule brute des glucides est $C_n(H_2O)_p$, d'où l'ancienne appellation d'« hydrates de carbone ». Le rapport hydrogène/oxygène de ces molécules organiques vaut 2, comme pour l'eau.

Le terme « glucides » englobe l'ensemble des sucres simples et leurs combinaisons ou polymères. Les oses ou monosaccharides constituent les unités de base de tous les autres sucres (voir annexe II p. 154). Les oses sont très hydrosolubles et peuvent donner des sirops visqueux.

Leur formule générale est $(CH_2O)_n$, n correspondant au nombre d'atomes de carbone. Les oses les plus abondants sont les pentoses (n = 5 ; exemple : ribose et désoxyribose) et les hexoses (n = 6 ; exemple : glucose et fructose). La grande majorité des sucres naturels sont de la série D de Fischer (ils dérivent d'un D-glycéraldéhyde), ce qui ne préjuge en rien du caractère dextrogyre ou lévogyre de la molécule d'ose.

Des sucres parmi d'autres

Le glucose (D-glucose), de formule chimique $C_6H_{12}O_6$ (M = 180,16 g/mol), est le combustible de la cellule. « Dextrose » est le nom que l'on donne au glucose cristallisé. Cette dernière appellation permet de le distinguer des sirops de glucose. Le dextrose est dit « monohydraté » parce que chaque molécule de glucose comporte une molécule d'eau de cristallisation. Le glucose est directement assimilable par l'organisme. Il est stocké (réserve énergétique) sous la forme d'amidon dans le règne végétal et de glycogène dans le règne animal. Le fructose (D-fructose), ou lévulose, est un isomère du glucose. Il a la même formule moléculaire que celui-ci, mais l'agencement différent des atomes lui confère d'autres propriétés. Le fructose est plus soluble que le glucose. Il est presque toujours le sucre majoritaire dans les miels.

Les diholosides, ou disaccharides, sont des molécules composées de 2 oses. La combinaison de 2 monosaccharides lors d'une réaction de synthèse conduit à l'union de 2 groupements hydroxyles avec perte d'une molécule d'eau. Ainsi :

1 glucose ($C_6H_{12}O_6$) + 1 fructose ($C_6H_{12}O_6$)
donne 1 saccharose ($C_{12}H_{22}O_{11}$ ou $C_{12}(H_2O)_{11}$)

Le saccharose (glucose α-1,2-fructose), ou sucre de cuisine, est donc un diholoside (M = 342,3 g/mol). Ce sucre est très présent dans la canne à sucre et la betterave sucrière. Il cristallise dans le système cristallin monoclinique (polyèdre incliné, dont la maille élémentaire a trois arêtes de longueurs inégales et deux angles droits) sous la forme de prismes anhydres. L'hydrolyse chimique du saccharose peut se faire par voie acide ou enzymatique. Dans l'organisme, le suc gastrique participe à l'hydrolyse acide du saccharose, alors que la saccharase intestinale, une glycoside hydrolase, est responsable de son hydrolyse enzymatique. L'invertase des levures clive la liaison O-C(fructose), tandis que la saccharase intestinale clive la liaison O-C(glucose). Le mélange équimolaire de glucose et de fructose obtenu est appelé « sucre inverti ».

Du « miel » artificiel

Du « miel » artificiel a été mis au point à l'époque où l'authentique était rare et cher. Parfois appelé « miel de table », il est apparu en Suisse et en Angleterre à la fin du XIXe siècle. Au début du XXe siècle, en Allemagne, du miel artificiel, mélange de saccharose inverti et de miel, représentait un dixième du volume de miel vrai vendu. En République fédérale d'Allemagne, la dénomination « miel artificiel » a été interdite en 1977 pour être remplacée par l'appellation « crème de sucre inverti ». Mais en République démocratique allemande on trouvait encore un miel artificiel, contenant 10 % de miel d'abeille, jusqu'à la chute du mur de Berlin et l'avènement de l'Allemagne réunifiée.

Le sucre inverti est un mélange équimolaire de glucose et de fructose obtenu par hydrolyse du saccharose. Il est réservé aux professionnels et industriels de la pâtisserie et de la confiserie, qui le connaissent sous les noms de Trimoline®, Staboline 815®, Lebboline® ou encore Névuline®. Ces pâtes blanchâtres et onctueuses, qui ont un pouvoir sucrant plus élevé que celui du saccharose, renforcent la coloration des produits de cuisson et abaissent le point de congélation. Ces ingrédients technologiques sont utilisés en viennoiserie, en confiserie et pour la confection de crèmes glacées et de sorbets. Mais, bien entendu, ces produits n'ont aucun rapport avec du miel d'abeille, si ce n'est la richesse en fructose et glucose !

Dans le miel, il y a toujours au moins une demi-douzaine de sucres différents (certains simples, d'autres plus ou moins complexes). Le pourcentage massique de ces sucres est variable. Globalement, les proportions des sucres détaillés page précédente sont les suivantes :

- Fructose : de 30 à 50 % m ;
- Glucose : de 20 à 40 % m ;
- Saccharose (diholoside) : de moins de 1 % à 15 % m pour le miel de lavande, mais généralement moins de 5 % m ; une proportion élevée en saccharose peut être due à un nectar trop sec, qui n'a donc pas été beaucoup « travaillé » par les abeilles et a donc été peu enrichi en enzymes.

Remarque

Les caractéristiques du miel sont définies par une directive européenne (n° 2001/110), reprise intégralement dans le droit français (décret n° 2003-587, dit « décret miel », pris pour l'application de l'article L. 214-1 du code de la consommation en ce qui concerne le miel). Selon cet acte réglementaire, paru au *Journal officiel de la République française* le 2 juillet 2003, puis amendé en juillet 2015 (voir annexe I p. 148) :

- Dans un miel de nectar, la somme des teneurs en fructose et glucose doit représenter au moins 60 % de la masse du miel (fructose + glucose ≥ 60 g/100 g).
- Dans un miel de miellat, ou un mélange de miel de miellat et de miel de nectar, la somme des teneurs en fructose et glucose doit représenter au moins 45 % de la masse du miel (fructose + glucose ≥ 45 g/100 g). Dans les miels de miellat, qui renferment des substances organiques en provenance des pucerons, on peut souvent identifier plus d'une dizaine de sucres différents. Le tréhalose (diholoside formé par la liaison de 2 unités de glucose), par exemple, provient de l'insecte piqueur-suceur.

La cristallisation du miel

La solubilité désigne la capacité d'une molécule à se dissoudre dans un solvant. Une molécule se dissout d'autant mieux dans l'eau qu'elle est très polaire (molécule dipolaire) et forme de nombreuses liaisons hydrogène. Dans une solution aqueuse, les molécules de sucre sont entourées de molécules d'eau : elles sont solvatées. Comme les molécules de sucre n'ont pas subi de modification, qu'elles sont simplement dispersées parmi les molécules d'eau, on dit qu'il s'agit d'une « dissolution moléculaire ».

Le caractère polaire des molécules de sucre les rend généralement très solubles dans l'eau. Mais la solubilité varie selon les sucres. Ainsi, à 20 °C, les solubilités respectives pour le fructose, le glucose et le saccharose sont :

- Fructose : 3,7 g/ml (~ 79 % de matière sèche)
- Glucose : 0,9 g/ml (~ 47 % de matière sèche)
- Saccharose : 2,0 g/ml (~ 67 % de matière sèche)

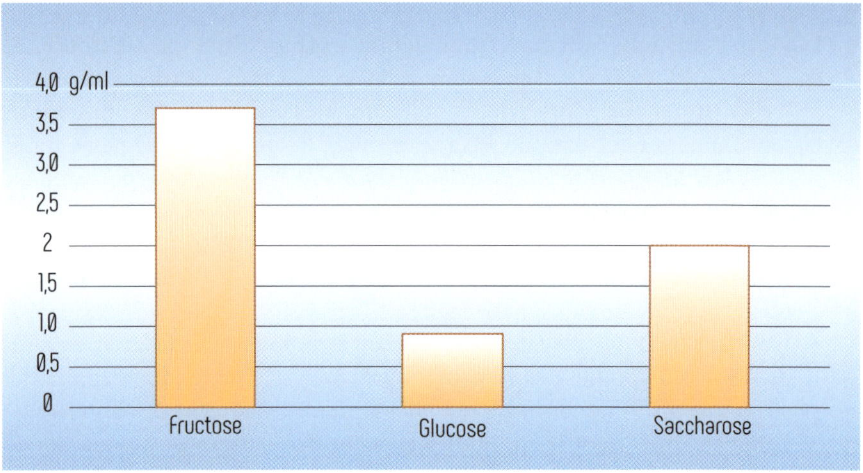

Comparaison des solubilités de trois sucres présents dans les miels.

Pour pouvoir se faire une idée de ce que représentent ces valeurs, considérons le sucre de table, que l'on connaît bien. À une température de 20 °C, on peut dissoudre 2 kilogrammes de saccharose dans 1 litre d'eau : le pourcentage massique de saccharose de la solution saturée sera alors de 66,7 %. En ce qui concerne les deux sucres majoritaires dans le miel, il apparaît que le fructose est, de loin, le plus soluble. Une cristallisation se produit lorsque le soluté se sépare de la solution et forme des cristaux. Lors de celle du miel, c'est principalement le glucose qui cristallise. Un miel de colza, dont la teneur en glucose, voisine de 40 % m, est très proche de la valeur de saturation (~ 47 %) pour ce sucre, aura donc une forte propension à cristalliser.

La solubilité d'un sucre en solution aqueuse correspond à la concentration maximale en dessous de laquelle il n'y a pas d'équilibre entre les molécules en solution et les molécules présentes en phase solide (précipité). Elle exprime la quantité de composé nécessaire à l'obtention d'un litre de solution saturée (quantité maximale de composé qui peut être dissoute dans un litre d'eau). Mais comme la molécule de sucre a une forte affinité pour l'eau, le sucre peut se maintenir en solution au-delà de la courbe de solubilité : c'est l'état de sursaturation. Dans une solution saturée, et *a fortiori* sursaturée, on assiste à une cristallisation du sucre. Dans le cas d'une nucléation homogène, en l'absence de sites préférentiels pour la nucléation, la formation d'agrégats de molécules de sucre précède l'apparition d'un germe cristallin. La croissance cristalline est

un phénomène interfacial qui consiste à désassocier de l'eau de solvatation et à ajouter des molécules de sucre à la surface du cristal formé. Le grossissement des cristaux dépend du degré de sursaturation et de l'agitation du milieu, entre autres.
Mais dans le cas du miel, on n'a pas affaire à une nucléation homogène. La présence de minuscules cristaux de sucre et plus généralement d'interfaces (pollens et autres impuretés) satisfait les conditions d'une nucléation hétérogène.

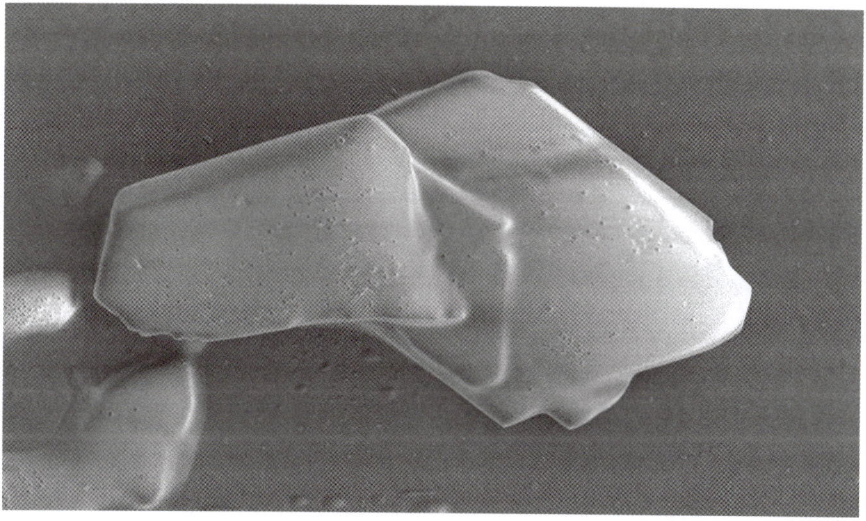

Observation microscopique d'un cristal de sucre en formation dans un miel crémeux.

Plusieurs facteurs interviennent dans la cristallisation du miel :
- Le rapport fructose/glucose ;
- Le taux d'humidité ;
- La viscosité ;
- La température de stockage ;
- La présence, la nature et le nombre de germes de nucléation.

En première approximation, on considère que plus le rapport fructose/glucose est voisin de 1, plus le miel aura tendance à cristalliser. Ainsi, par exemple :
- Le miel de colza, riche en glucose, ayant un rapport fructose/glucose proche de 1, cristallise très rapidement ;
- Le miel d'acacia, riche en fructose, ayant un rapport fructose/glucose aux alentours de 1,6, cristallise difficilement.

Par ailleurs, l'expérience montre que les conditions de cristallisation du miel sont optimales, en termes de viscosité, lorsque le taux d'humidité du produit se situe entre 17 et 18 % :

- Dans un miel trop humide, on s'éloigne des conditions de sursaturation en sucres nécessaires à la cristallisation du miel ;
- Dans un miel trop sec, la viscosité gêne les mouvements indispensables à une organisation moléculaire et entrave le processus de cristallisation ; notons que la viscosité varie selon les types de sucres contenus dans le produit.

De plus, la solubilité des sucres dépend de la température du miel. Plus la température est élevée, plus le miel peut contenir du sucre sans qu'il cristallise. D'un autre côté, plus la température du miel est basse, plus sa viscosité augmente et allonge le temps de cristallisation. L'expérience montre que le processus de cristallisation est optimal (le plus rapide) à des températures voisines de 14 °C. Remarquons que la congélation empêche le miel de cristalliser : structurellement parlant, le miel congelé est un solide amorphe.

Rappelons, que dans une ruche équilibrée en nombre d'ouvrières et en volume, le miel est stocké à une température proche de celle du nid à couvain (~ 34 °C), en tout cas à plus de 30 °C. Une fois qu'il est extrait, puis stocké à température ambiante dans la miellerie, la solubilité des sucres qu'il contient diminue ; ce qui favorise sa cristallisation. Ce phénomène est particulièrement évident pour le miel de colza, qui peut se figer en quelques jours seulement après son extraction.

Dans le processus de cristallisation du miel, l'apparition de germes cristallins est suivie d'une étape de croissance et de maturation des cristaux. Le mûrissement d'Ostwald, décrit en 1896 par Wilhelm Ostwald (1853-1932), prix Nobel de chimie en 1909, est un phénomène qui intervient dans un milieu contenant des particules (cristaux ou gouttelettes) de tailles différentes dispersées dans une phase liquide. La maturation d'Ostwald consiste en une dissolution des petits cristaux, suivie d'une déposition des espèces dissoutes à la surface des cristaux plus gros : plus prosaïquement, les plus gros cristaux grossissent aux dépens des plus petits.

Les espèces (ions dans le cas d'un cristal de type NaCl ; ici molécules de glucose) à la surface d'un cristal sont moins fortement liées (énergétiquement moins stables) que les espèces à l'intérieur de la particule solide.

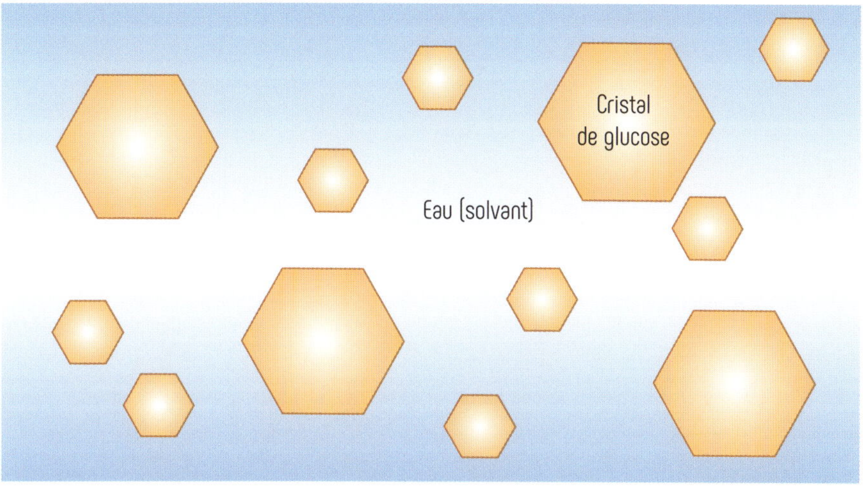

Stade initial de la croissance cristalline : présence de petits et de gros cristaux dans une solution (miel).

Les espèces en surface, moins fortement liées, ont tendance à se détacher des solides cristallins et à diffuser dans la solution. Or, ce phénomène est plus prononcé pour les petites cristallites, dont le rapport espèces faiblement liées/espèces fortement liées est plus grand que pour les cristaux plus volumineux.

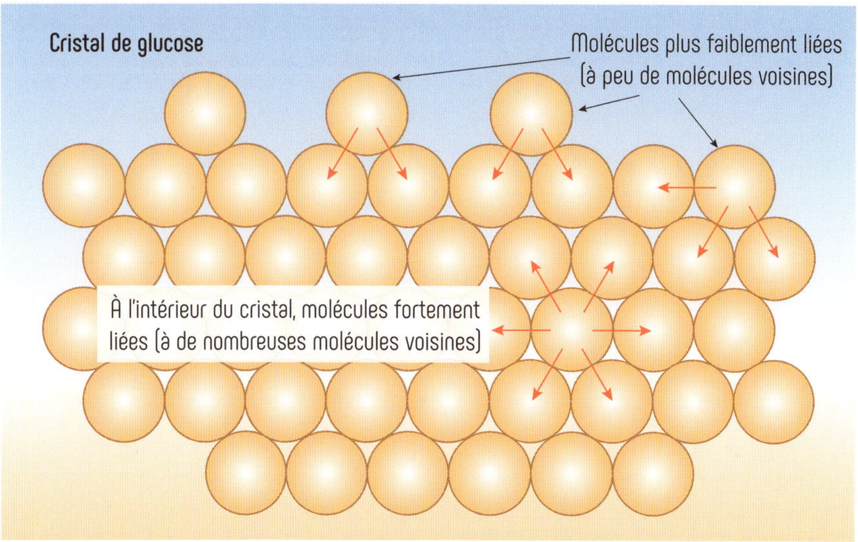

Illustration de la moins forte liaison au solide des éléments de surface.

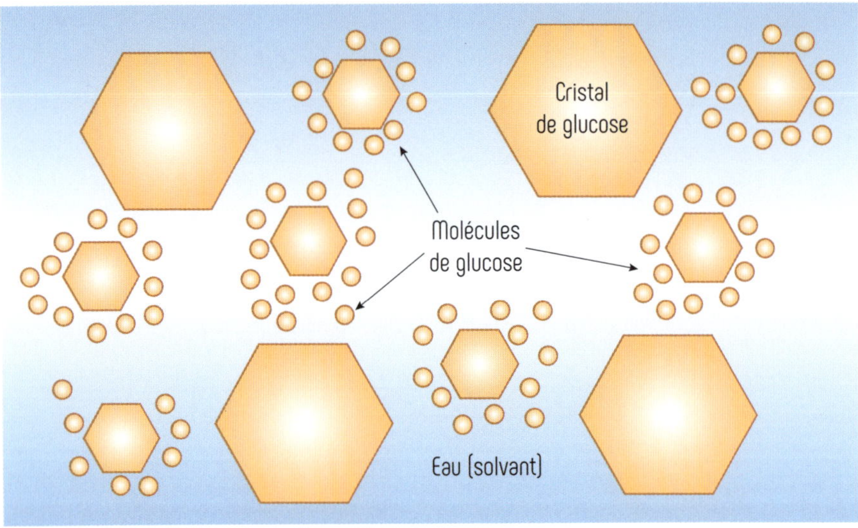

Stade intermédiaire de la croissance cristalline : les éléments de surface des petits cristaux diffusent dans la solution.

Avec le temps, la concentration en espèces libres de la solution augmente. Lorsque le seuil de sursaturation est atteint, ces espèces libres auront tendance à se condenser sur des substrats énergétiquement plus favorables ; ce qui aura pour conséquence de faire « grossir » les cristaux plus volumineux.

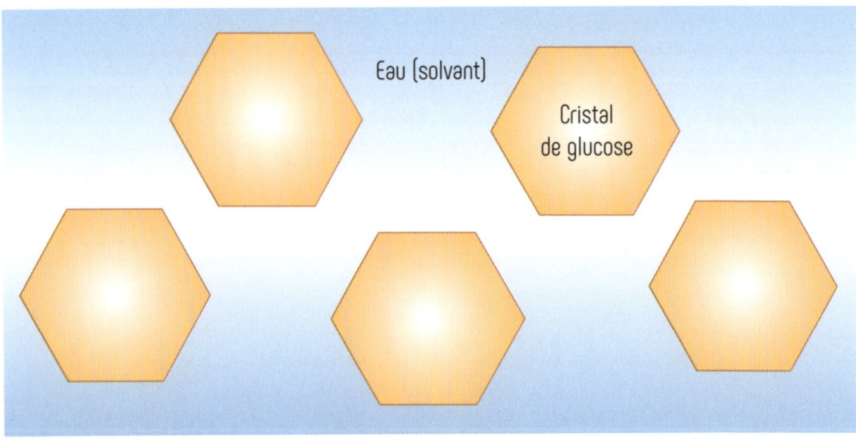

Stade final de la croissance cristalline : les éléments en solution se condensent à la surface des plus gros cristaux.

Cause et effet de la taille des cristaux dans le miel :

- Comme l'agitation favorise la diffusion des molécules de glucose libres, le brassage régulier d'un miel en phase de cristallisation permet à de nombreux agrégats de glucose de grossir simultanément : la densité de nucléation est élevée. Résultat : le miel cristallise finement.
- Par ailleurs, plus la cristallisation d'un miel est grossière, moins il y a d'eau liée à la surface des gros cristaux (en moins grand nombre que dans un miel finement cristallisé) et plus l'activité de l'eau sera élevée. La surface d'un objet est proportionnelle au carré de sa dimension linéaire, tandis que son volume est proportionnel au cube de cette même dimension : la surface et le volume d'un objet croissent donc à des vitesses différentes lorsqu'il augmente de taille. Et comme l'eau liée se dépose sous la forme d'une enveloppe monomoléculaire, le rapport surface/volume des cristaux de sucre dans le miel est déterminant pour l'activité de l'eau du produit.

Remarques

Deux phénomènes macroscopiques liés au processus de cristallisation peuvent être observés dans le miel :

- Lorsqu'un miel cristallise rapidement, parce que le rapport fructose/glucose est proche de 1 et qu'il est entreposé à une température voisine de 14 °C, il arrive que la masse de miel solide se détache de la paroi du bocal et laisse apparaître des marbrures. Cet artefact n'a cependant aucune incidence sur la qualité du miel.
- Lorsqu'un miel trop humide cristallise, il peut se produire une séparation de phases solide/liquide. Le glucose perd de l'eau, devient du monohydrate de glucose et cristallise. La masse semi-solide qui se dépose dans le fond du bocal est recouverte par un surnageant quasi liquide à cause de l'eau libérée. Ce déphasage est propice à la fermentation et donc à l'altération du produit.

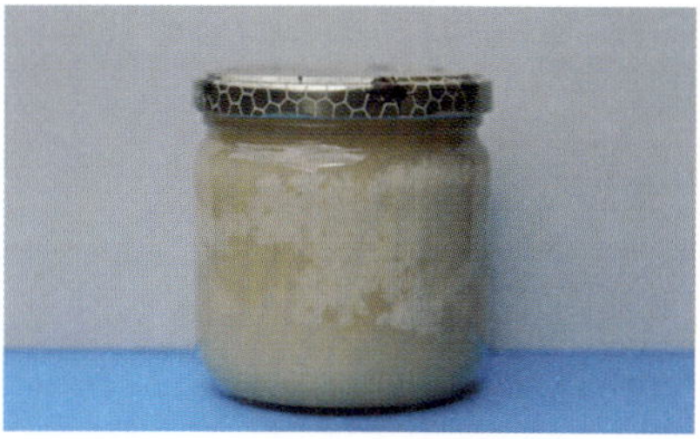

Présence de marbrures sur le pourtour d'un miel ayant figé dans son pot en verre.

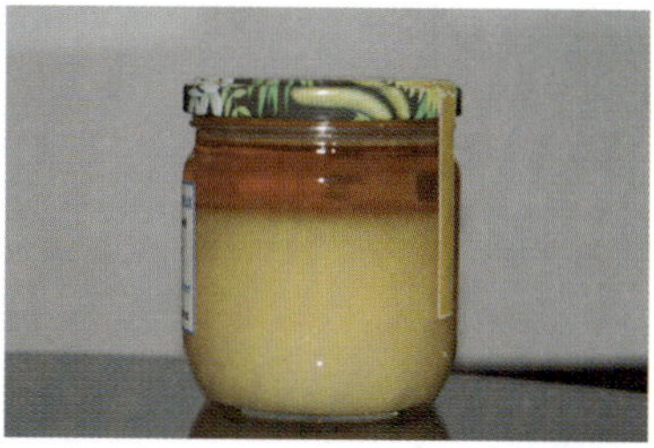

Miel ayant subi une séparation de phases.

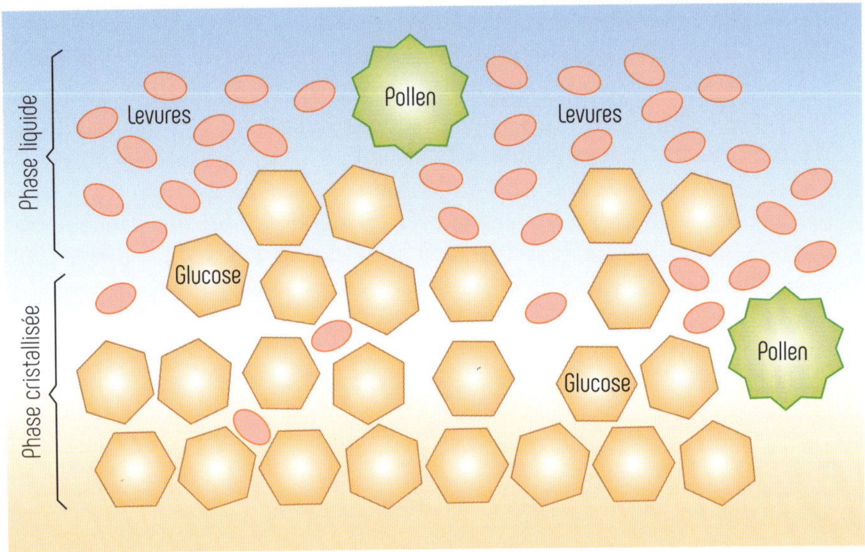

Schématisation du contenu des volumes semi-solide et liquide d'un miel ayant déphasé.

De l'eau

Une solution est un mélange liquide homogène. Dans une solution aqueuse, le solvant est de l'eau. L'eau est un milieu de réactions chimiques, dont l'hydrolyse. L'organisation des molécules d'eau dans le liquide est due aux liaisons hydrogène : l'atome d'oxygène d'une molécule d'eau est lié *via* une liaison hydrogène à un atome d'hydrogène d'une molécule voisine.

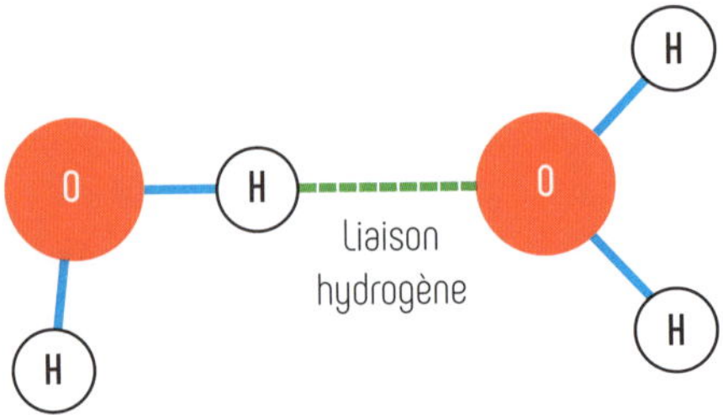

Dans l'eau, l'atome d'hydrogène d'une molécule (d'eau) est lié à un atome d'oxygène d'une autre molécule (d'eau).

Chaque molécule d'eau peut former quatre liaisons hydrogène : une avec chaque atome d'hydrogène et deux avec l'atome d'oxygène. Par conséquent, elle est entourée par quatre molécules équivalentes.
Cette cohésion intermoléculaire est notamment responsable de la tension superficielle de l'eau. Mais si les molécules d'eau sont bien liées entre elles par des liaisons hydrogène, ces assemblages sont toutefois éphémères : les liaisons se cassent et se reforment sans cesse.
Comme l'atome d'oxygène attire légèrement les électrons des deux atomes d'hydrogène, il se forme une région électronégative et les atomes d'hydrogène se retrouvent avec une petite charge positive.
Du coup, la molécule d'eau est polarisée, et c'est cette propriété qui permet au liquide de solubiliser des particules chargées.
Bien entendu, la charge globale de la molécule d'eau demeure neutre : les électrons sont simplement distribués de manière asymétrique.
Presque tous les composés pouvant se séparer en entités chargées se dissolvent dans l'eau.

De nombreuses substances ioniques, comme les sels minéraux, peuvent ainsi être transportées par celle-ci. Le sel de cuisine, par exemple, se dissout facilement dans l'eau, qui a la capacité de dissocier les ions chlorure et sodium. En moyenne, chaque ion, issu de la dissociation du sel, est entouré de quatre ou cinq molécules d'eau qui s'orientent autour des ions selon leurs charges respectives : l'ion chlorure (Cl^-) est entouré par des atomes d'hydrogène de l'eau, tandis que l'ion sodium (Na^+) s'entoure d'atomes d'oxygène qui portent une charge légèrement négative.

L'affinité d'une substance pour l'eau dépend de sa nature :

- Un composé hydrophile à une affinité pour l'eau. Il est soluble dans l'eau parce qu'il est polaire et a donc la capacité de former des structures liées par des liaisons hydrogène.
- Un composé lipophile à une affinité pour les lipides. Il est typiquement apolaire et ne peut pas créer des liaisons hydrogène avec l'eau. Il est relativement insoluble dans l'eau.
- Un composé amphiphile a des propriétés hydrophile et lipophile. En solution aqueuse, il s'organise en micelles.

Tout cela pour souligner les rôles physico-chimiques prépondérants que l'eau joue dans le miel.

Remarque
L'eau du miel n'a rien à voir avec l'eau du robinet, qui subit des traitements de désinfection et parfois de neutralisation. Cette remarque n'est pas anodine du tout, puisque de récentes études menées par des chercheurs français ont montré l'influence de la qualité de l'eau du robinet sur la prévalence de la maladie d'Alzheimer. L'eau du miel est une eau « végétale ». Elle est issue d'un nectar et/ou d'un miellat : c'est de l'eau que la plante a puisée, filtrée, transportée puis sécrétée. Non seulement elle est intacte, mais elle véhicule aussi des molécules synthétisées par la plante.

La fermentation du miel

Une flore microbienne, sans conséquences pour le consommateur, est naturellement présente dans les miels. Cependant, en présence d'un taux d'humidité suffisant, des levures peuvent induire une fermentation qui altérerait le miel. Les levures sont des champignons microscopiques unicellulaires. Un certain nombre d'espèces retrouvées dans les miels appartiennent aux genres *Candida* et *Zygosaccharomyces*. Ces dernières levures supportent bien les milieux acides et fermentent activement les sucres.
La transformation par l'abeille du nectar ou du miellat en miel vise à empêcher le développement des micro-organismes qu'ils contiennent. Le processus de déshydratation qui l'accompagne a aussi un avantage logistique pour l'insecte : il augmente la capacité de stockage de l'aliment énergétique. L'humidité du miel doit être inférieure à 20 % (valeur réglementaire), sauf pour quelques miels spécifiques (voir annexe I p. 148). Mais, dans la pratique, l'apiculteur cible un taux d'humidité inférieur ou égal à 18 %. Lorsqu'il dépasse les 20 %, il existe un risque de fermentation du produit. L'humidité du miel se mesure avec un réfractomètre. C'est un critère de qualité majeur du miel.

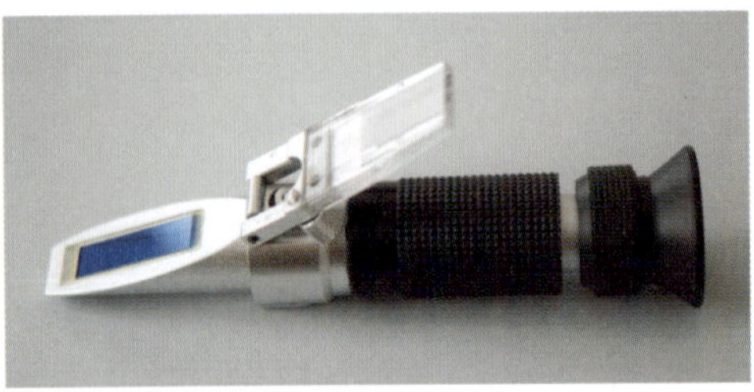

Le réfractomètre permet de mesurer le pourcentage d'eau contenu dans un miel.

Les propriétés physico-chimiques de l'eau contenue dans un aliment dépendent de ses interactions avec les molécules de l'aliment.

- L'eau « liée » forme une couche monomoléculaire. Elle est étroitement liée à la matrice du produit, aux protéines et aux glucides. Dans un milieu aqueux, les groupes hydrophiles (ou polaires) d'une molécule soluble se lient aux molécules d'eau par des liaisons hydrogène. La molécule ainsi « hydratée » est entourée par une couronne d'eau liée aussi appelée « eau de solvatation ». Cette eau est « fixe ». Elle n'est pas disponible et n'a pas de capacité réactive. Elle est intrinsèque à l'aliment.
- L'eau « libre » (pour les réactions biochimiques), elle, conserve toutes les propriétés de l'eau pure. C'est de l'eau qui reste mobile tout en établissant des liaisons hydrogène avec ses molécules partenaires.

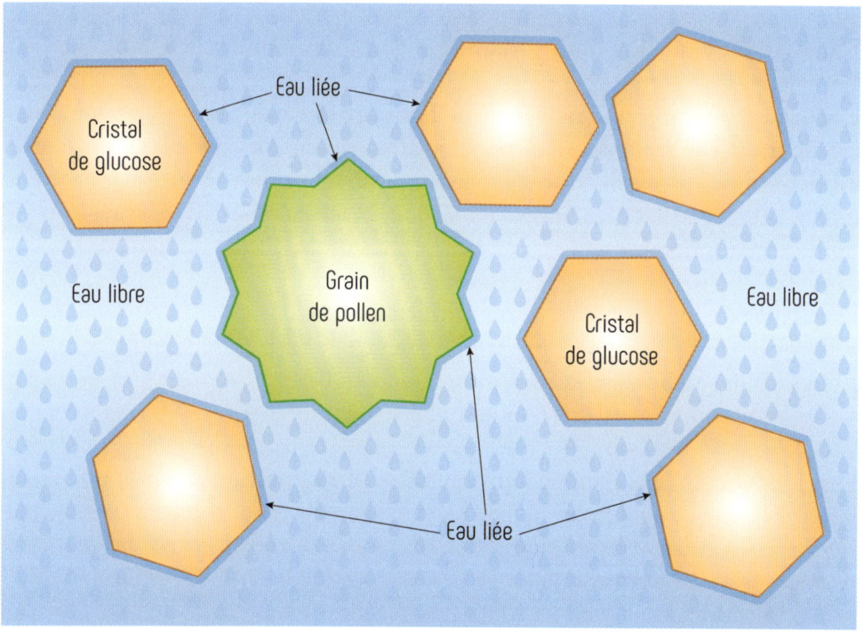

Schématisation de l'eau liée et de l'eau libre dans le miel.

La disponibilité de l'eau dans le miel peut être définie au moyen de l'activité de l'eau, notée a_w, qui correspond à l'humidité d'équilibre dans le produit. Un équilibre s'établit en permanence entre l'hygrométrie de l'atmosphère et l'eau présente dans le miel. Les échanges se produisent à l'interface entre le miel et l'air. L'éventuelle absorption d'eau, en cas d'hygrométrie élevée, se fait par

couches successives, sauf si le miel est brassé. Pour vérifier que les échanges se produisent essentiellement à la surface du miel, il suffit d'en déposer dilué avec un peu d'eau dans une pièce intérieure, normalement chauffée, sans le couvrir : après quelques jours, il se forme un genre de peau en surface. Cet épaississement du miel en contact avec l'air résulte de la déshydratation de la couche superficielle du produit de la ruche.
L'activité de l'eau est un rapport de pressions de vapeur. L'a_w détermine l'eau libre contenue dans un produit, celle qui est disponible et qui peut servir au développement des micro-organismes. Ce n'est pas une mesure du taux d'humidité de l'aliment, mais de l'eau disponible. Pour mesurer l'a_w, on laisse le miel échanger son humidité avec l'air ambiant jusqu'à l'équilibre, puis on mesure l'humidité relative de l'air à l'équilibre, qui n'est autre que l'a_w recherchée, comparée avec celle de l'eau pure.

L'activité de l'eau (a_w) d'un produit est comprise entre 0 et 1 ($0 < a_w < 1$). La valeur de a_w tend vers 0 lorsqu'une grande partie de l'eau est liée à la matrice du produit, qui est sec. Plus la quantité d'eau libre est grande, plus la valeur de a_w est élevée. Elle vaut 1 (valeur maximale) pour l'eau pure. Elle est déterminante dans le domaine de la conservation des aliments, puisqu'elle intervient dans les réactions chimiques (activités enzymatiques) et la prolifération microbienne.

En effet :
- Les bactéries ne se développent plus à une $a_w < 0{,}91$ (0,95 si pH < 5,2) ;
- Les levures ne se développent plus à une $a_w < 0{,}88$;
- Les moisissures ne se développent plus à une $a_w < 0{,}80$.

Plus l'activité de l'eau d'un aliment est faible (forte pression osmotique), mieux il se conserve.

À ce propos, notons que :
- La déshydratation (séchage) d'un produit diminue l'activité de l'eau ;
- Le sucre utilisé dans les confitures ($0{,}82 < a_w < 0{,}90$) diminue a_w et augmente la pression osmotique ;
- À 20 °C, pour une solution saturée de saccharose (67 % m), $a_w = 0{,}86$;
- À 20 °C, pour une solution saturée de glucose (47 % m), $a_w = 0{,}92$.

Le saccharose est donc plus approprié que le glucose pour la réalisation de confitures.

Remarque

Globalement, le miel contient peu de sortes de micro-organismes. On y trouve principalement des levures (organismes unicellulaires), des champignons (organismes multicellulaires) et des bactéries sporulantes (genres *Bacillus* et *Clostridium*) à l'état de dormance (forme inactive, car germination inhibée). La plupart des microbes ne peuvent pas croître ou se développer dans le miel, l'activité de l'eau du miel se situant généralement entre 0,55 et 0,75.

La détermination de l'humidité d'un miel permet de contrôler sa « maturité » au moment de la récolte et sa conformité aux normes en vigueur pour sa distribution. Bien que l'activité de l'eau soit un facteur de qualité essentiel, on ne la détermine que rarement, à cause du prix élevé des appareils de mesure. En revanche, il est très facile de mesurer le taux d'humidité du miel à l'aide d'un réfractomètre.

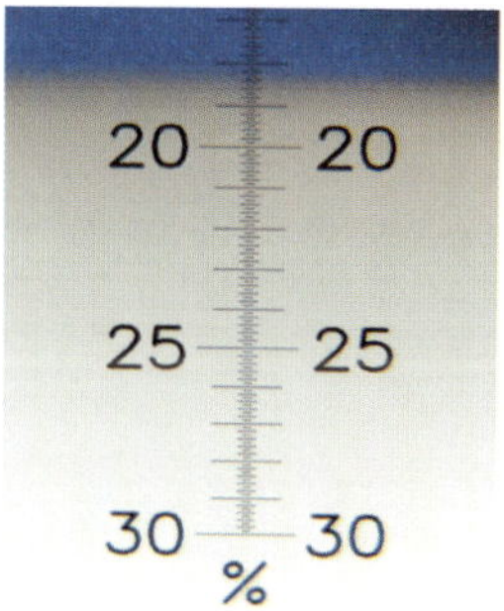

Lecture d'une mesure de réfractométrie affichant un taux d'humidité égal à 18,4 %.

La réfractométrie ne peut cependant pas être utilisée dans le cas d'un miel cristallisé, alors que l'activité de l'eau, elle, peut être déterminée pour un miel figé. L'industrie du miel utilise presque exclusivement le taux d'humidité comme critère de stabilité microbienne des miels ; une méthode simple et reproductible qui ne mesure cependant pas la quantité d'eau libre. Bien que l'activité de l'eau soit corrélée avec le taux d'humidité du miel (sa teneur en eau), le rapport entre les deux grandeurs n'est pas linéaire. Par ailleurs, l'état du miel, liquide ou cristallisé, influe sur la relation humidité/a_w, car de l'eau liée au glucose est libérée pendant le processus de cristallisation ; ce qui conduit à une augmentation de l'activité de l'eau. Ainsi, bien qu'ayant un même taux d'humidité, un miel à l'état cristallisé a une activité de l'eau plus élevée que lorsqu'il se trouve à l'état liquide.

L'eau libre, qui n'est pas fortement liée avec la matrice du produit, influence directement la microbiologie et les réactions enzymatiques. Ainsi, la glucose oxydase est opérationnelle à une activité de l'eau supérieure à 0,70. Mais cela n'est pas une généralité pour les enzymes : les lipases, par exemple, agissent même aux très faibles valeurs de a_w. C'est la raison pour laquelle il faut « blanchir » (dégradation thermique des enzymes) certains aliments avant leur conservation par déshydratation ou congélation.

Notons que la congélation est également un moyen d'abaisser l'activité de l'eau. De plus, les basses températures diminuent la vitesse des réactions enzymatiques. Mais il faut savoir que les micro-organismes peuvent se développer dans l'eau pure jusqu'à une température inférieure à -10 °C (a_w = 0,91). La température de congélation conditionne donc directement les capacités de conservation par le froid. Ainsi :

- L'activité de l'eau de la glace à 0 °C vaut 1 ;
- L'activité de l'eau de la glace à -10 °C vaut 0,91 ;
- L'activité de l'eau de la glace à -20 °C vaut 0,82 (valeur de congélation requise pour la conservation des aliments).

Ajoutons, enfin, que l'apparition d'éléments structurants dans le miel, ce qui se produit lors de la cristallisation du produit, entrave la croissance, la diffusion et l'organisation des micro-organismes présents. Par conséquent, dans un miel déphasé, les états microbiologiques sont différents dans la phase semi-solide et dans le surnageant liquide.

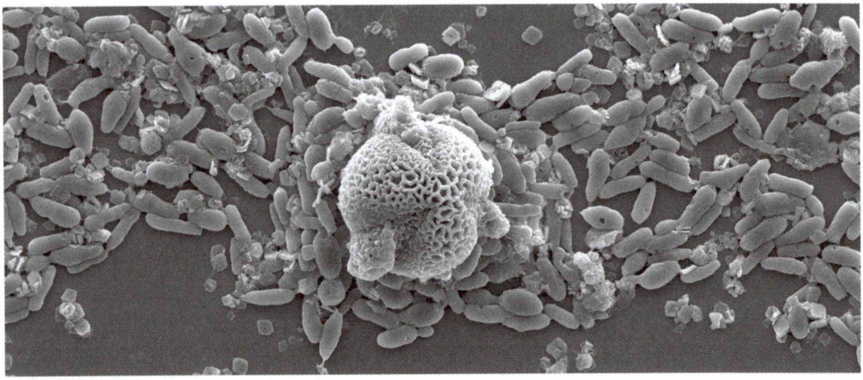

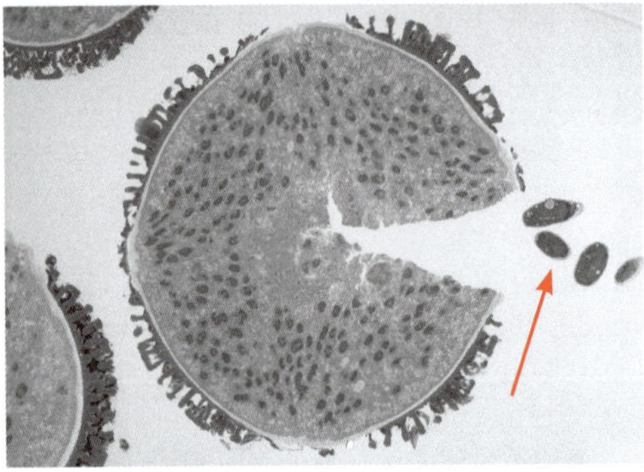

Ci-dessus : Observation par microscopie électronique à balayage de micro-organismes entourant un grain de pollen dans le surnageant d'un miel déphasé, affichant un taux d'humidité de 21 %.

Ci-contre : Observation par microscopie électronique en transmission d'un grain de pollen fracturé et de micro-organismes (flèche) dans le surnageant d'un miel déphasé.

L'hydromel

Des levures et du miel

Comme le miel contient de l'eau, des sucres et des acides, des levures peuvent s'y développer et le transformer. Les levures sont aptes à provoquer la fermentation des matières organiques. En présence de dioxygène, toutes les levures sont capables de dégrader le glucose et le fructose par un métabolisme oxydatif. Mais elles peuvent aussi dégrader d'autres glucides, même des polysaccharides, ou des acides. Certaines peuvent dégrader des glucides par un métabolisme fermentatif aboutissant à la formation d'éthanol et de dioxyde de carbone.

La fermentation du miel est un phénomène irréversible qui peut se produire pendant son entreposage. Dans ce cas de figure, il présente une odeur caractéristique et un goût acide. Il y a formation de bulles. On trouve, *grosso modo*, une petite dizaine d'espèces de levures dans le miel. Les espèces *Rhodotorula mucilaginosa*, *Candida magnoliae* et *Zygosaccharomyces mellis* sont prédominantes.

Plus la teneur en eau du miel est élevée, plus la probabilité d'apparition de fermentations est grande. La quantité d'eau libre (a_w) est prépondérante pour le développement des levures. L'activité de l'eau du miel se situe généralement entre 0,55 et 0,75. C'est dans les miels de callune qu'elle est la plus élevée. La plupart des levures ne peuvent pas se développer si elle est inférieure à 0,88. Mais certaines espèces tolèrent des pressions osmotiques plus élevées, correspondant à des a_w pouvant atteindre 0,60. De tels organismes sont dits « xérophiles ». D'autre part, les levures préfèrent les milieux acides. Beaucoup utilisent des acides organiques comme sources de carbone et d'énergie.

En raison de la simplicité de sa fabrication, l'hydromel issu de la fermentation du miel a été l'une des premières boissons alcoolisées produites et bues par l'homme. L'alcool de miel était source de vigueur et de gaité dans de nombreuses peuplades anciennes. Dans son *Histoire naturelle*, Pline l'Ancien (23-79) mentionne un mode de préparation de l'hydromel : une dilution au tiers de miel dans de l'eau de pluie abandonnée au soleil pendant quarante jours. Là où la culture de la vigne n'était pas possible, et en tout cas avant la généralisation

de l'usage du vin, l'hydromel émoustillait les papilles et l'esprit des noceurs. On sait qu'en Gaule c'était une boisson prisée. Dans l'Europe médiévale, l'hypocras, un breuvage à base de vin sucré au miel et aromatisé aux épices, le supplantera progressivement. Dans l'Hexagone, l'hydromel reste une boisson courante en Bretagne : c'est le fameux chouchen.
Contrairement à l'époque antique, où le mélange de miel et d'eau était simplement exposé à l'air libre et au soleil, avec des résultats aléatoires, on ajoute aujourd'hui des levures sélectionnées pour mener une fermentation dirigée, plus sûre. Dans ce dernier cas, un mélange d'eau, de miel, de levures et de minéraux est soumis à une fermentation contrôlée. Le procédé rappelle les techniques de vinification du vin blanc.

On trouvait encore une recette, aux résultats hasardeux, dans le *Cours complet d'apiculture* publié au XIXe siècle (mais toujours édité) par Georges de Layens (1834-1897), apiculteur et botaniste français, lauréat de l'Académie des sciences.

Les ingrédients étaient les suivants :
- Eau : .... 75 litres
- Miel : .... 25 litres
- Acide tartrique : .... 50 grammes
- Pollen frais (plus exactement du pain d'abeilles) : .... 50 grammes
- Bismuth : .... 10 grammes

L'acide tartrique était destiné à acidifier le moût pour créer un milieu favorable au développement des levures. Le pollen fournissait les éléments azotés. Le nitrate de bismuth, qui a des propriétés antiseptiques, devait empêcher les fermentations secondaires. Le temps de fermentation était très variable : entre six et douze mois suivant la période de l'année, en fait selon température.
Ce genre de procédé, forcément inconstant à cause du manque de contrôle du processus de fermentation, a laissé la place à des méthodes beaucoup plus reproductibles. Dans les grandes lignes, les composants des diverses recettes modernes d'hydromel sont :
- Eau du robinet, qu'on laisse s'éventer pendant une nuit ;
- Miel toutes fleurs, entre 25 et 33 % du volume du moût (mélange eau, miel, levures et éléments nutritifs, avant fermentation) ;
- Levures sélectionnées lyophilisées ;
- Sels nutritifs de levures ;
- Acide tartrique servant à ajuster le pH aux besoins de développement des levures et empêcher la prolifération de bactéries indésirables.

Le titre d'alcool dépend de la quantité de sucre (fourni par le miel) pouvant être transformée par les levures. La fermentation se déroule à une température située entre 20 et 25 °C.

L'hydromel est un apéritif que l'on sert frais. Il titre entre 10 et 18 degrés d'alcool. La première gorgée peut surprendre le néophyte, mais le voile sucré a vite fait de convaincre les palais des dégustateurs les moins initiés. À goûter absolument !

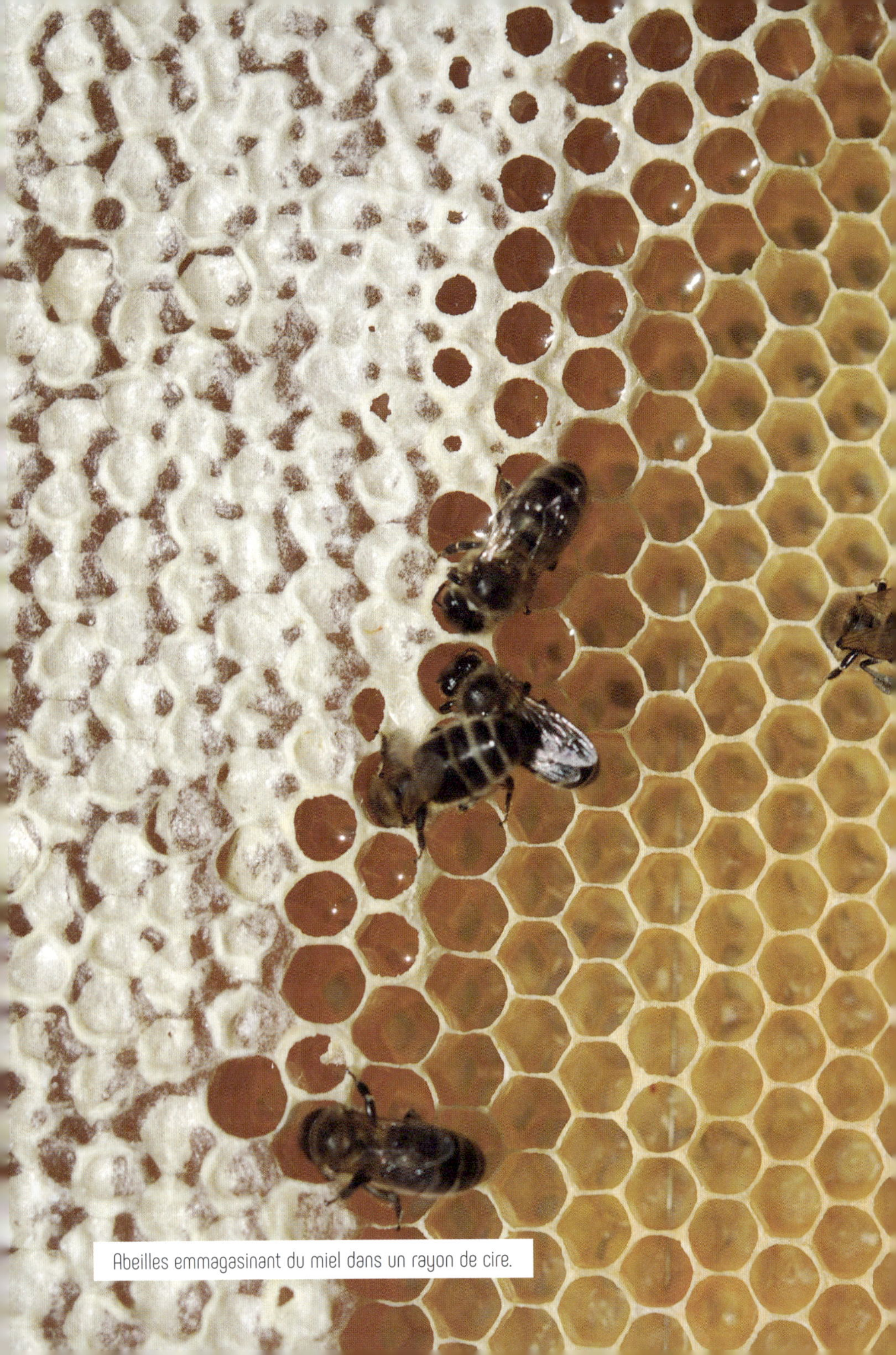
Abeilles emmagasinant du miel dans un rayon de cire.

Partie IV
Les principes actifs du miel

Une connaissance approfondie de la composition du miel est à la base d'une meilleure compréhension des mécanismes d'action qu'il peut offrir et guide l'utilisateur du produit de la ruche vers des modes d'application appropriés. Nous l'avons vu, l'eau et les sucres du miel représentent près de 97 % de la masse du produit. Les quelque 3 % restants renferment les substances actives du miel.

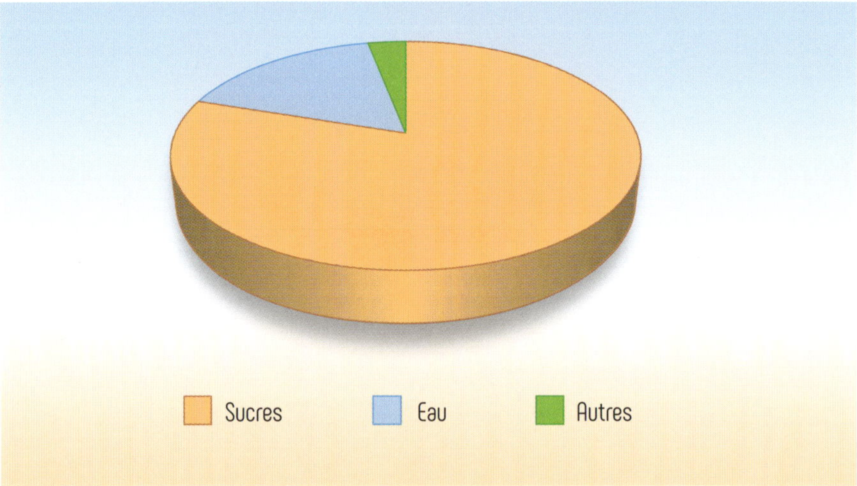

Visualisation de la répartition des composants majeurs d'un miel.

Considérés sous un angle métaphorique, ces quelques pour-cent d'éléments autres que des sucres ou de l'eau constituent une sorte de « matière noire » que certains astrophysiciens nomment aussi, fort justement, « matière transparente ». Pourtant, souvent ignorés et donc figurément parlant « transparents », ils concentrent une grande partie de l'arsenal thérapeutique du produit de la ruche.

Le miel contient des matières minérales (principalement potassium, calcium, phosphore et magnésium) : autour de 0,2 % pour les miels de nectar (plutôt clairs) et 0,9 % pour les miels de miellat (plutôt foncés). Pour comparaison, notons que la teneur en sels minéraux du lait de vache s'élève à 0,7 %. Le miel contient également une quantité infime de vitamines, principalement du groupe B.
Par ailleurs, on peut détecter autour d'une centaine de composés volatils dans un miel : des alcools, des aldéhydes ayant une chaîne carbonée courte, des acides, des hydrocarbures volatils, des terpènes ou encore des cétones non cycliques. Comme l'essentiel proviennent du nectar et/ou du miellat, leur nombre est

variable et leur diversité est grande. Certains ne seront plus détectables après quelques mois de stockage du miel à température ambiante, tandis que d'autres peuvent apparaître avec le temps.

Le miel est réputé avoir un certain nombre de propriétés pharmacologiques. Mais les mécanismes impliqués sont complexes et tous ne sont pas élucidés. Il apparaît, en outre, que ses propriétés antimicrobiennes sont souvent dues à une synergie entre différentes substances contenues dans le produit de la ruche. Néanmoins, plusieurs facteurs ont été clairement identifiés comme intervenant dans ses propriétés :

- L'acidité ;
- La production de peroxyde d'hydrogène ;
- La présence de défensine-1 ;
- La présence de polyphénols ;
- La concentration en méthylglyoxal.

Ces différents principes actifs opèrent simultanément, mais à des degrés divers. Selon la composition du miel et ses caractéristiques physico-chimiques, les activités du produit peuvent se compléter, voire se gêner…

L'acidité

Autrefois, les chimistes qualifiaient d'« acides » les substances qui avaient un goût aigre comme le vinaigre, et de « bases » (ou alcalis) les solutions aqueuses des substances qui avaient un toucher savonneux. D'un point de vue chimique, un acide est un donneur de protons (H^+) ; il libère un ion hydrogène lorsqu'il se dissout dans l'eau. Une base est un accepteur de protons (H^+). Pour mesurer l'activité chimique des protons, on utilise l'échelle des pH, où $pH = -log[H^+]$. Le pH-mètre permet de déterminer si une solution est acide ou basique : un pH inférieur à 7 (nombre sans unité) indique qu'une solution est acide, tandis qu'un pH supérieur à 7 ($7 < pH \leq 14$) caractérise une solution basique. La concentration en ions H^+ d'une solution (neutre) à pH = 7,0 est de 10^{-7} moles/litre.

Mis à part quelques exceptions, comme le blanc d'œuf, la plupart des aliments que nous mangeons sont acides. Mais cette acidité peut ne pas être ressentie parce qu'elle est masquée. Ainsi, à pH similaires, le jus de citron nous fait grimacer, mais pas le Coca-Cola. C'est que le sucre contenu dans le soda masque l'acidité et trompe nos papilles.

Le miel contient une vingtaine d'acides organiques représentant moins de 0,5 % de la masse du miel, dont :

- Acide gluconique : 0,1 à 0,4 % ;
- Acide formique : 0,01 à 0,05 % ;
- Acide citrique (traces) ;
- Acide oxalique (traces)…

L'acide gluconique (monoacide issu de la transformation du glucose) est l'acide majoritaire du miel. D'un point de vue pondéral, l'acide gluconique et la gluconolactone se chiffrent en grammes par kilogramme de miel. L'acide gluconique peut adopter une forme non cyclique ou une forme cyclique (une lactone). Dans le miel, il s'établit un équilibre entre ces deux formes, qui dépend de son pouvoir tampon.

Dans la pratique, on mesure le pH d'une solution de miel à 10 grammes pour 100 millilitres de solution : on mélange 10 grammes de miel dans de l'eau distillée et on complète à 100 millilitres avec de l'eau distillée. Par abus de langage, cette mesure, qui correspond au pH « initial » issu de la forme non cyclique de l'acide gluconique, est présentée comme le pH du miel. Par conséquent, ce que l'on appelle communément « pH du miel » est en réalité le pH d'une solution aqueuse à 10 % du miel.

L'acidité d'un miel est donnée en milliéquivalent/kilogramme (meq/kg) : l'acidité libre correspond aux acides non liés à d'autres molécules. Ceux-ci sont directement mobilisables dans les réactions de type acide/base. La limite supérieure légale est de 50 milliéquivalents d'acides libres par kilogramme de miel (voir annexe I p. 148). Un équivalent est une unité qui intègre la charge électrique et les moles (une mole = $6{,}023 \times 10^{23}$ molécules ou espèces chimiques quelconques et correspond au nombre d'Avogrado). Il est calculé en multipliant le nombre de moles de particules chargées dans une substance par la valence de cette substance. Ainsi, pour Na^+, 1 mole correspond à 1 équivalent ($1 \times 1 = 1$) ; et pour Ca^{2+}, ½ mole correspond à 1 équivalent ($½ \times 2 = 1$). Des valeurs supérieures à 50 meq/kg peuvent être dues à un processus de fermentation du miel.

> **Remarque**
> L'origine de la substance sucrée butinée par l'abeille est déterminante pour le pH du miel. On a ainsi :
> - Miel de nectar : 3,5 ≤ pH ≤ 4,5
> - Miel de miellat : 4,5 ≤ pH ≤ 5,5
> - Miel de châtaignier : pH ≥ 5,5 (souvent peu acide)

La dégradation d'un aliment est surtout due aux germes et enzymes qu'il contient. De plus, les produits sucrés favorisent les développements de levures. Cependant, l'acidité de l'environnement réduit l'éventail des micro-organismes susceptibles de s'y développer. Le vinaigre, par exemple, qui est utilisé pour la conservation des cornichons, contient de l'acide acétique.

Pour pouvoir se multiplier, la plupart des bactéries doivent évoluer dans un milieu dont le pH se situe entre 5,5 et 6,5. Mais chaque bactérie a son pH optimal de développement. Ainsi, le pH optimal des bactéries lactiques, non pathogènes, est de 5. En été, lorsqu'il fait chaud, les risques bactériologiques sont donc plus faibles pour une tarte au citron, dont le pH se situe entre 4 et 4,5, que pour une pâtisserie comportant de la crème pâtissière (6 < pH <6,5). Un aliment est considéré comme stable (absence de croissances bactériennes) lorsque son pH est inférieur à 4,5. Mais les levures et moisissures ont des pH optimaux plus bas : des moisissures peuvent croître lentement à pH 4 !

Un stress acide provoque des dommages physiologiques et moléculaires à la cellule bactérienne. La membrane plasmique altérée devient plus perméable aux protons. C'est la forme non dissociée des acides qui inhibe la croissance bactérienne, car c'est elle qui peut pénétrer à l'intérieur des cellules et acidifier le cytoplasme : les enzymes intracellulaires ne seront plus à leur pH optimal de fonctionnement. Les acides organiques (généralement plus faibles que les acides minéraux, et qui ne se dissocient pas totalement dans l'eau) se révèlent être plus efficaces contre les croissances bactériennes.

Soulignons que, dans un produit alimentaire, c'est souvent la combinaison de facteurs de préservation qui assure la conservation. Dans le cas du miel, par exemple, c'est autant la faible activité de l'eau (forte concentration en sucres) que le pH acide. Or, l'effet cumulé de plusieurs facteurs de préservation, pourtant non inhibiteurs pris isolément, peut se révéler efficace pour assurer la conservation d'un aliment :

- Dans le cas des biscuits secs, la faible activité de l'eau (a_w ~ 0,30) suffit pour garantir la conservation de l'aliment ;
- Dans le cas du yaourt, l'acidité (pH ~ 4,5) suffit pour que l'aliment soit stable ;
- Mais dans le cas de la saucisse sèche affinée, qui n'est ni assez sèche ($0,87 \leq a_w \leq 0,90$) ni assez acide (pH = 5,5), c'est la combinaison des deux facteurs qui assure la conservation.

Le peroxyde d'hydrogène

L'activité antibactérienne du miel est corrélée à la concentration endogène de peroxyde d'hydrogène (ou H_2O_2). La détermination de la teneur en H_2O_2 d'un miel est d'ailleurs un bon indicateur de son activité antimicrobienne. Le peroxyde est directement impliqué dans l'inhibition de la croissance des bactéries dans le miel. À cet égard, rappelons que, dans nos organismes, les polynucléaires neutrophiles nous défendent contre des agents pathogènes à coups de… peroxyde d'hydrogène ! Ces globules blancs spécialisés disposent effectivement d'un système bactéricide virulent basé sur la production de formes réactives de l'oxygène telles que le H_2O_2.

Le peroxyde d'hydrogène, aussi appelé « eau oxygénée », est un produit couramment utilisé pour l'antisepsie des plaies. Il est bactéricide et fongicide. À cet effet, on emploie une solution de peroxyde d'hydrogène à 3 %, dite « à 10 volumes ». Le titre (en volumes) de l'eau oxygénée est le volume de dioxygène (en litres) que peut libérer 1 litre de solution : 1 litre de solution de peroxyde d'hydrogène (34 g/mol) à 3 % contient 0,882 mole de H_2O_2 (0,882 mol/l). 1 mole de H_2O_2 peut produire 0,5 mole de O_2 + 1 mole de H_20. Le volume occupé par 1 mole d'oxygène vaut 22,4 litres. On a donc 0,882 × 11,2 (0,5 mole de O_2) = 9,9 litres de dioxygène (O_2), soit environ 10 litres ; ce qui correspond bien au titre d'une solution d'eau oxygénée à 10 volumes.

À vrai dire, on connaît mal le mécanisme d'action du peroxyde d'hydrogène, mais on sait que le H_2O_2 est plus actif sur les bactéries à Gram négatif que sur celles à Gram positif et que son activité s'accroît à pH acide. De plus, le

peroxyde d'hydrogène possède une activité lente sur les spores, les levures et les virus.
Il est soluble dans l'eau et ne se volatilise pas facilement. Mais il se dégrade au fil du temps dans la plupart des environnements. Il se décompose en eau et dioxygène. La demi-vie du H_2O_2 dans l'eau varie de quelques heures à plusieurs jours ; ce qui réduit le risque d'accumulation. D'un point de vue pharmacologique, la « demi-vie » désigne le temps nécessaire pour que la concentration d'une substance médicamenteuse soit diminuée de la moitié de sa valeur initiale. Si, dans le miel, la quantité de H_2O_2 n'est pas renouvelée par de la glucose oxydase, sa concentration suit une décroissance exponentielle. On estime qu'une substance n'a plus d'effet pharmacologique après cinq à sept demi-vies.

Du peroxyde d'hydrogène est déjà produit dans le jabot de l'abeille, qui contient le nectar ou miellat butiné. Il y limite le développement de certains germes. La concentration moyenne en H_2O_2 du miel est environ neuf cents fois inférieure à celle des désinfectants utilisés pour tuer les microbes par contact. Néanmoins, quoique peu élevée, la concentration en H_2O_2 du miel est impliquée dans l'inhibition de la croissance bactérienne.

L'ajout, par les abeilles, d'enzymes aux nectars et miellats contribue à la transformation en miel des solutions sucrées butinées. Les enzymes jouant un rôle prépondérant dans ce domaine sont :

- Les α- et β-amylases, qui se distinguent par leurs modes d'action ;
- L'invertase ;
- La glucose oxydase (GOx).

La réaction biochimique démarre après que l'enzyme s'est liée de manière temporaire au site actif de son substrat (voir annexe V p. 162). Au sein de ce complexe se forme un produit de réaction. Une fois que la réaction est terminée, le complexe enzyme-substrat se dissocie et l'enzyme intacte libérée pourra agir sur une autre molécule de substrat.

À chaque enzyme correspondent des conditions optimales de fonctionnement (pH, température…). Lorsqu'on s'éloigne de ces paramètres physico-chimiques, leur activité est ralentie. Elles sont inactivées à basse température et dénaturées lorsqu'elles sont soumises à une température trop élevée. D'un autre côté, la vitesse de réaction enzymatique double généralement lorsque la température augmente de 10 °C.

La glucose oxydase catalyse l'oxydation du glucose en acide gluconique et en peroxyde d'hydrogène. La réaction, qui se traduit par une consommation de dioxygène (O_2), s'écrit (la flèche symbolise la réaction chimique) :

Glucose + eau + dioxygène → acide gluconique + peroxyde d'hydrogène

$$C_6H_{12}O_6 + H_2O + O_2 \rightarrow C_6H_{12}O_7 + H_2O_2$$

La constante catalytique de la glucose oxydase est difficile à estimer dans un milieu aussi complexe que le miel. En revanche, on peut dire que l'hydrolyse du glucose est ralentie dans un miel figé (cristallisé). Les forces de frottement dues à la viscosité du milieu s'opposent à la migration de l'enzyme. D'autant plus que la glucose oxydase est une molécule de grande taille : sa masse moléculaire vaut 160 kDa, ce qui correspond à une molécule de plusieurs nanomètres en extension dans les trois directions de l'espace. Par ailleurs, dans un miel cristallisé, la GOx ne peut agir qu'à la surface externe des cristaux de glucose. Elle est réellement opérationnelle dans un miel liquide ou éventuellement finement cristallisé.

Elle l'est aussi dans une large gamme de pH ($4 \leq pH \leq 7$), mais son pH optimal de fonctionnement est de 5,5. D'autre part, les réactions enzymatiques sont étroitement liées à l'activité de l'eau. L'action de la glucose oxydase, par exemple, augmente considérablement au-dessus d'une a_w de 0,70. Il ne se produit pas d'hydrolyse à des activités de l'eau faibles. La teneur en GOx n'est donc pas un paramètre suffisant pour prévoir la quantité de H_2O_2 produite dans un miel. Comme l'eau (libre) est indispensable au processus d'oxydation du glucose (par la glucose oxydase), il n'y a pratiquement plus de formation de peroxyde d'hydrogène dans un miel mature, c'est-à-dire déshydraté, et *a fortiori* lorsqu'il est cristallisé, car les sucres mobilisent l'eau par solvatation. Néanmoins, le processus enzymatique est activé lorsque le miel est dilué avec de l'eau : la dilution facilite l'accès de l'enzyme (glucose oxydase) à son substrat (glucose). Cela dit, la dilution du miel entraîne inéluctablement une baisse des concentrations en défensine-1 et polyphénols, des composés également impliqués dans les activités antimicrobiennes du miel ; mais aussi en glucose oxydase, ce qui complique encore l'équation !

On peut détecter une forte expression de GOx dans les glandes hypopharyngiennes de toutes les catégories d'abeilles ouvrières (nettoyeuses, nourrices, magasinières, butineuses). Elle est toujours forte, mais elle augmente progressivement avec l'âge des abeilles et l'évolution comportementale liée à la division du travail. Elle atteint les niveaux les plus élevés chez les magasinières et les butineuses, où elle est de 3,6 à 4,5 fois plus élevée que chez les abeilles jeunes (âgées de deux jours). Les acini des glandes hypopharyngiennes des abeilles d'âge moyen (nourrices et magasinières) sont plus volumineux que ceux des abeilles jeunes (nettoyeuses) et âgées (butineuses). La GOx n'est pas synthétisée dans les glandes mandibulaires ni dans les glandes salivaires céphaliques et thoraciques.

Remarque

Les miels présentent une grande variabilité dans leur capacité à produire du H_2O_2. Plusieurs raisons sont avancées pour expliquer ces fluctuations :

- Des disparités dans leurs concentrations en glucose oxydase ;
- Une inactivation de l'enzyme par la chaleur ou la lumière ;
- Une dégradation de la glucose oxydase par de la catalase provenant du nectar et du pollen ;
- Des conditions inappropriées (a_w, viscosité…) de fonctionnement de l'enzyme.

La glucose oxydase est communément présente chez les abeilles, mais sa concentration varie significativement dans les miels. Cependant, ni les sources botaniques ni les origines géographiques des miels n'affectent ses niveaux. Ce sont donc d'autres facteurs, tels que la nutrition des abeilles, qui conditionnent la concentration de l'enzyme dans le miel. En effet, plus l'abeille a la capacité de synthétiser de la glucose oxydase, plus elle peut en ajouter dans le miel, plus la concentration enzymatique du produit est élevée et plus la vitesse de la réaction d'oxydation du glucose par le dioxygène augmente.

En plus des enzymes ajoutées par l'abeille, le miel renferme des enzymes d'origine végétale, notamment des catalases. Ces catalases provenant du nectar et du pollen catalysent la dismutation du peroxyde d'hydrogène en dioxygène et en eau, selon l'équation d'équilibre suivante :

$$2\,H_2O_2 \leftrightarrow O_2 + 2\,H_2O$$

La catalase est une des enzymes les plus efficaces connues. Plusieurs millions de molécules de H_2O_2 sont dismutées (décomposées) par une seule molécule de catalase en une seule minute. Il a été montré que la catalase présente à la surface des grains de pollen, plongés dans un milieu sucré, diffuse en moins de trente minutes dans son environnement. Par conséquent, la concentration en catalase du miel dépend grandement de la nature et du nombre de grains de pollen présents.

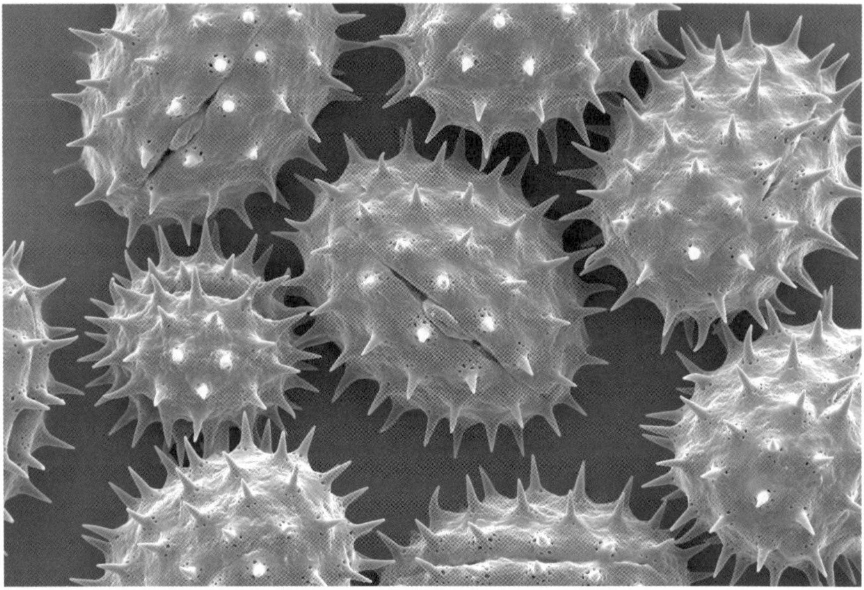

Grains de pollen de tournesol.

L'effet des catalases sur le peroxyde d'hydrogène dans le miel ne peut pas être exclu, mais demeure modéré. En effet, le pH optimal de cette enzyme est compris entre 6,8 et 7,5. La catalase est inactive aux pH inférieurs à 5 et supérieurs à 8, et elle se dénature aux pH très acides (< 4). Une action significative de celle-ci sur le taux de H_2O_2 n'est donc envisageable que dans des miels peu acides, comme celui de châtaignier (pH ≥ 5,5 possible) par exemple.

Finalement, le peroxyde d'hydrogène, qui est une espèce oxygénée non radicalaire, constitue en quelque sorte un crypto-principe actif : il ne se révèle que dans certaines conditions environnementales qui sont modulées par plusieurs paramètres physico-chimiques. Il dépend aussi de la concentration en glucose oxydase du miel (miel plus ou moins travaillé par les abeilles) et de l'historique thermique (stockage et refonte) du produit de la ruche.

La défensine-1

Les insectes combattent les infections par la synthèse et la sécrétion de molécules de défense. Ces substances antibactériennes à large spectre d'activité qu'ils produisent reconnaissent des motifs structuraux des parois bactériennes, lipopolysaccharides et peptidoglycanes notamment, que l'on ne retrouve pas dans les membranes plasmiques des cellules eucaryotes. La discrimination chez les insectes entre le non-soi infectieux et le soi n'entraîne cependant pas une mémorisation immunologique.
La réponse immunitaire de l'insecte, caractérisée par une induction rapide (dès trente minutes post-inoculation) mais temporaire (deux à trois jours) d'antimicrobiens non spécifiques, évoque la réponse de phase aiguë des mammifères. Des cellules du corps gras surtout, mais des équivalents circulants aussi, répondent à des stimuli par la transcription de gènes codants pour différents peptides antimicrobiens. En dehors des phases de stimulation immunitaire, les gènes des peptides antibactériens inductibles sont généralement silencieux.

L'abeille se défend contre les infections en synthétisant plusieurs peptides dotés d'activités antimicrobiennes à large spectre. Quatre types de peptides antimicrobiens cationiques ont été identifiés dans l'hémolymphe d'abeilles infectées par *Escherichia coli* :

- Apidaecine
- Abaecine
- Hyménoptaecine
- Défensine

Dans l'hémolymphe immune des abeilles, on trouve de petits peptides, riches en proline et dépourvus de cystéine (apidaecines et abaecines), qui sont les antibactériens majeurs de la réponse immunitaire de l'abeille. Ils sont essentiellement actifs contre des bactéries à Gram négatif. Les défensines des invertébrés sont actives contre un large spectre de bactéries à Gram positif, bien que des activités contre des germes à Gram négatif et fongiques ont aussi été rapportées.

Les défensines d'insectes sont des peptides multifonctionnels comprenant 34 à 51 acides aminés, dont 6 cystéines. Le laboratoire strasbourgeois de Jules Hoffmann (prix Nobel de médecine et physiologie en 2011) fut à l'origine de la dénomination « défensine d'insecte » pour un petit peptide, riche en cystéine, isolé chez les larves d'un diptère immun. Les chercheurs avaient effectivement noté une certaine similitude de sa séquence peptidique avec des peptides bactéricides, appelés « défensines » par Robert Lehrer en 1985, et que l'on trouve dans des phagocytes de mammifères. Néanmoins, les défensines des insectes et des mammifères ne sont pas des molécules homologues : des différences structurales marquantes existent entre les deux familles d'antimicrobiens. À ce jour, plus de 70 défensines ont été identifiées dans différents arthropodes. Ceci dit, les peptides antimicrobiens (PAM) originaires des insectes ne représentent qu'environ 10 % des près de 3 000 peptides antimicrobiens répertoriés.

Les défensines jouent un rôle prépondérant en physiopathologie humaine. Ils se répartissent en deux groupes : les α-défensines et les β-défensines. Les premières sont présentes dans des granules sécrétoires de globules blancs (polynucléaires neutrophiles et lymphocytes) et les secondes se trouvent sur l'ensemble des épithéliums de l'organisme. Sur la peau, des défensines sécrétées par les kératinocytes sont présentes de manière constitutive, tandis que d'autres sont induites suite à une exposition microbienne. Les β-défensines sont actives contre toutes sortes de germes : bactéries à Gram positif et négatif, champignons et virus enveloppés.
Des expériences de microbiologie ont révélé qu'un contact d'une minute avec une solution de 0,5 µmol/l de défensine est suffisant pour tuer la bactérie *Micrococcus luteus*. Or les concentrations endogènes de défensine sont au moins deux fois plus élevées dans les heures qui suivent l'induction d'une réponse immunitaire. De récents travaux (2017) ont révélé que des défensines d'insectes sont actives contre le staphylocoque doré (*Staphylococcus aureus*) résistant à la méthicilline, aussi appelé « SARM ». Les résultats obtenus suggèrent qu'elles sont des candidats prometteurs pour le traitement de pathologies infectieuses dues au staphylocoque doré chez l'homme.

Toutes les défensines (de mammifères et d'insectes) ont en commun un caractère cationique. Elles exercent une activité antimicrobienne *via* des interactions avec les membranes cellulaires chargées négativement des pathogènes. Des travaux ont montré que des β-défensines humaines sont exprimées au niveau des plaies et interviennent dans le processus de cicatrisation. Malgré les différences structurales des molécules, la défensine-1, que l'on trouve dans le miel, présente des similitudes fonctionnelles avec les β-défensines humaines. Des études ont révélées, *in vitro* et *in vivo*, que la défensine-1 favorise la réépithélialisation des plaies. Le peptide antibactérien favorise la migration des kératinocytes et contribue au processus de cicatrisation. Les résultats de l'étude soulignent l'intérêt de la défensine-1 de l'abeille dans la régénération de la peau.

> **Remarque**
> Le miel contient toujours de la défensine-1, mais à des concentrations variables. C'est l'antibactérien majeur du miel, comparativement au peroxyde d'hydrogène et au méthylglyoxal. Le gène codant pour la défensine-1 a été détecté dans les glandes hypopharyngiennes et les glandes salivaires mandibulaires et thoraciques. Le fait que la défensine-1 soit exprimée dans ces glandes exocrines, puis se retrouve dans la gelée royale et le miel, atteste son rôle dans l'immunité sociale de la colonie d'insectes. En contrepartie, la défensine-2, un PAM inductible qui est synthétisé et délivré par des cellules du corps gras et des hémocytes circulants, est une composante de l'immunité individuelle de l'abeille.

Les concentrations en défensine sont très variables selon l'échantillon de produit de la ruche mesuré :

- Entre 0,159 et 0,524 microgramme/milligramme dans la gelée royale ;
- Entre 0,04 et 5,17 microgrammes/milligramme dans le miel.

La défensine-1, d'une masse moléculaire de 5,52 kDa, est active contre les bactéries à Gram positif. Toutefois, de la défensine-1 recombinante s'est révélée active contre des germes à Gram négatif. La défensine-1 isolée à partir de la gelée royale est appelée « royalisine ». Des activités antifongiques et contre *Paenibacillus larvae* (responsable de la loque américaine) de celle-ci ont été mises en évidence.

La défensine-2, qui a une masse moléculaire de 4,8 kDa, est induite par des facteurs pathogènes et sécrétée dans l'hémolymphe de l'abeille. Son activité, qui apparaît plus tardivement que celle des autres PAM, dure jusqu'à deux semaines.

Les polyphénols

Dans les miels, en plus du peroxyde d'hydrogène et des défensines, qui sont des acteurs cruciaux de l'inhibition de la croissance bactérienne, des molécules phytochimiques issues des produits butinés contribuent fortement à l'activité antimicrobienne. Des métabolites secondaires de la plante, tels que les polyphénols, sont également dotés de propriétés antioxydantes supérieures à celles des vitamines, et d'activités anti-inflammatoires et antivirales.

Les composés phénoliques (acides phénoliques, flavonoïdes, tanins...) comportent des similitudes dans leurs structures chimiques : dans un phénol, un groupe hydroxyle (-OH) est fixé directement sur un cycle aromatique. Les dérivés polyhydroxylés sont appelés « polyphénols ». Ils se répartissent en plusieurs familles. Ils (plusieurs milliers de composés connus) représentent un groupe de métabolites secondaires complexes exclusivement synthétisés dans le règne végétal. Parmi les composés phénoliques, les flavonoïdes constituent une famille extrêmement diversifiée de dérivés phytochimiques (voir annexe III p. 157).

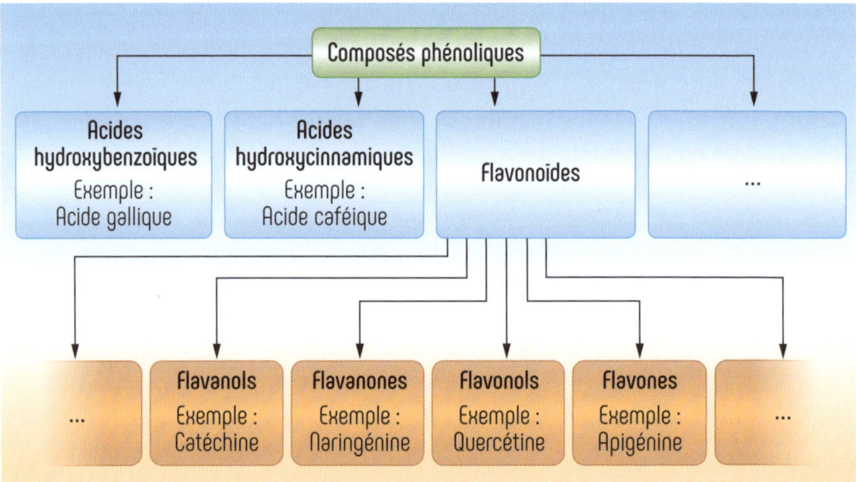

Illustration de la grande diversité des composés phénoliques.

La couleur, les arômes et les saveurs d'un miel dépendent en grande partie des composés phénoliques qu'il contient. Il y a effectivement une forte corrélation entre la concentration en polyphénols et sa coloration. Une couleur sombre caractérise généralement un miel riche en polyphénols. Ceux-ci participent également au goût des miels, et certains à leur arôme, au même titre que des terpènes (voir annexe IV p. 160). Notons que parmi les 250 composés responsables de l'arôme de la vanille figurent une vingtaine de composés phénoliques.

La teneur en composés phénoliques des miels (flavonoïdes et acides phénoliques) est fortement influencée par les origines florale et géographique du produit, mais également par les conditions climatiques du site de production. Il est toutefois possible de tracer quelques grandes lignes en termes de contenus phénoliques :

- Les miels d'arbousier, de bruyère, de miellat et de châtaignier sont riches en polyphénols ;
- Le miel d'acacia est le plus pauvre des miels en composés phénoliques ;
- Les flavonoïdes les plus abondants dans les miels sont souvent la quercétine, la lutéoline, le kaempférol, et la chrysine ;
- L'acide gallique est un acide phénolique fortement représenté dans les miels ;
- La concentration en composés phénoliques totaux (flavonoïdes et acides phénoliques) peut varier d'un facteur 10 selon les miels, oscillant *grosso modo* entre la centaine et le millier de ppm (mg/kg).

Rappelons que, dans la nature, la plupart des flavonoïdes sont présents sous forme d'hétérosides (liés à un ou plusieurs oses) : c'est donc sous cette forme-là qu'ils sont contenus dans le nectar que récoltent les abeilles. Dans le jabot de l'insecte, ces hétérosides sont ensuite hydrolysés pour se retrouver dans le miel sous la forme d'aglycones.

Des composés phénoliques présents dans les nectars floraux interviennent, avec les sucres, dans les interactions de la plante avec les animaux pollinisateurs. Ils servent à les attirer les et/ou à repousser des voleurs opportunistes de nectar. Dans les aiguilles des conifères, sources initiales de certains miellats, les plus importantes accumulations de composés phénoliques se trouvent dans des vacuoles des cellules entourant les canaux résinifères et les chambres sous-stomatiques.

Dans les miels de miellat, des polyphénols sont impliqués dans la production de quantités substantielles de peroxyde d'hydrogène, en plus du H_2O_2 produit par la GOx. Cela explique pourquoi des miels de miellat peuvent être plus riches en peroxyde d'hydrogène que certains miels de nectar.

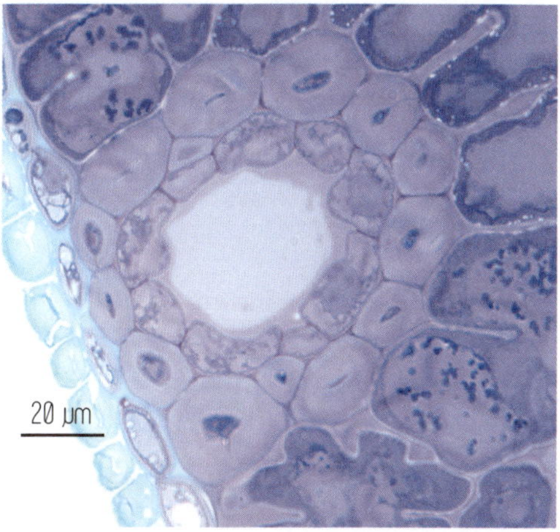

Observation microscopique d'un canal résineux dans une aiguille de conifère.

Comme il y a forcément une forte corrélation entre les polyphénols présents dans le miel et ceux contenus dans la source végétale, certains de ces composés peuvent servir de marqueurs pour des miels monofloraux. Le profil phénolique des miels dépend des sources florales disponibles, mais aussi de l'implantation géographique des ruches. Les nectars floraux peuvent contenir plus d'une dizaine de polyphénols différents. La concentration dans le miel de certains composés phénoliques peut être de l'ordre de quelques ppm, alors que pour d'autres, comme l'acide p-coumarique (miel de châtaignier) et l'acide gallique par exemple, la teneur peut se chiffrer en dizaines de ppm. La pinocembrine, très représentée dans les exsudats des bourgeons de peuplier, et donc dans la propolis, se retrouve également en quantités variables dans des miels.
Dans la propolis, on trouve des composés phénoliques sous forme libre ou aglycone. Ces molécules ont des potentialités antioxydantes supérieures à leurs hétérosides. Néanmoins, les formes glycosylées peuvent augmenter la biodisponibilité des composés. La quercétine, par exemple, peut se retrouver sous la forme de plusieurs hétérosides, dont :

- Le quercitroside = quercétine + rhamnose ;
- L'hypéroside = quercétine + galactose ;
- Le rutoside (ou rutine) = quercétine + rutinose, fréquent dans la nature.

Les principaux composés phénoliques détectés dans les miels sont regroupés dans les deux tableaux suivants :

Liste (alphabétique) de flavonoïdes retrouvés dans des miels

Flavonoïde	Formule brute	Classe
Apigénine	$C_{15}H_{10}O_5$	Flavone
Catéchine	$C_{15}H_{14}O_6$	Flavanol
Chrysine	$C_{15}H_{10}O_4$	Flavone
Galangine	$C_{15}H_{10}O_5$	Flavonol
Kaempférol	$C_{15}H_{10}O_6$	Flavonol
Lutéoline	$C_{15}H_{10}O_6$	Flavone
Myricétine	$C_{15}H_{10}O_8$	Flavonol
Naringénine	$C_{15}H_{12}O_5$	Flavanone
Pinocembrine	$C_{15}H_{12}O_4$	Flavanone
Quercétine	$C_{15}H_{10}O_7$	Flavonol

Liste (alphabétique) d'acides phénoliques retrouvés dans des miels

Acide phénolique	Formule brute	Caractéristique
Acide caféique	$C_9H_8O_4$	Dérive de l'acide cinnamique
Acide chlorogénique	$C_{16}H_{18}O_9$	Ester de l'acide caféique et de l'acide quinique
Acide p-coumarique	$C_9H_8O_3$	Dérive de l'acide cinnamique
Acide ellagique	$C_{14}H_6O_8$	Forme des tanins hydrosolubles
Acide férulique	$C_{10}H_{10}O_4$	Dérive de l'acide cinnamique
Acide gallique	$C_7H_6O_5$	Dérive de l'acide benzoïque
Acide gentisique	$C_7H_6O_4$	Isomère de l'acide dihydroxybenzoïque
Acide protocatéchique	$C_7H_6O_4$	Isomère de l'acide dihydroxybenzoïque
Acide syringique	$C_9H_{10}O_5$	Dérive de l'acide benzoïque
Acide vanillique	$C_8H_8O_4$	Dérive de l'acide benzoïque

Les radicaux libres sont des espèces chimiques qui possèdent un électron célibataire sur leur couche périphérique ; ce qui les rend très réactifs. Les espèces réactives de l'oxygène (ERO) sont plus réactives que l'oxygène qui leur a donné naissance. L'oxygène, et plus exactement le dioxygène (O_2), est au centre d'un paradoxe : d'un côté, c'est un élément essentiel à la vie (production d'énergie), mais, d'un autre côté, il est à l'origine d'espèces réactives. Il existe un niveau physiologique d'ERO. Selon leur concentration, les entités chimiques réactionnelles auront un effet soit physiologique soit pathologique.

Les réactions radicalaires sont impliquées dans moult troubles liés à l'âge et aux maladies. Un excès non maîtrisé d'espèces réactives de l'oxygène, de l'azote ou du chlore favorise des états pathologiques ou un vieillissement accéléré. L'hypothèse du vieillissement par les radicaux libres a été émise par Denham Harman (1916-2014) au mitan du xxe siècle. Les radicaux libres (atomes et molécules réactives) sont à l'origine d'un stress oxydant reconnu comme un mécanisme physiopathologique. On définit le stress oxydant comme un état de déséquilibre entre la production d'espèces réactives, les systèmes de défenses (endogènes et exogènes) de l'organisme et les mécanismes de réparation. Bien sûr, il n'explique pas à lui seul les processus de vieillissement, mais il est maintenant admis qu'il y contribue. Selon cette théorie, la neutralisation des radicaux libres, ou la diminution de leur niveau, aurait un effet bénéfique sur la santé. Les propriétés antioxydantes de certains composés sont attribuées en partie à leur capacité à piéger les radicaux libres. Un antioxydant est une substance qui retarde ou empêche l'oxydation d'un substrat.

Les organismes vivants aérobies ont la capacité d'éliminer les métabolites réduits produits. Notre organisme dispose effectivement d'antioxydants endogènes qui le protègent des radicaux libres, comme le glutathion intracellulaire, un tripeptide qui les neutralise. Notons que le peroxyde d'hydrogène (H_2O_2) n'est pas en soi une entité radicalaire. Il est toutefois capable de donner naissance au radical hydroxyle ($OH^\bullet$). La quantité de H_2O_2 est notamment régulée par la catalase, qui accélère sa dismutation.

Les sources endogènes de défenses antioxydantes peuvent être complétées par des apports d'antioxydants exogènes, tels que les polyphénols et les vitamines C et E. Les flavonoïdes et les caroténoïdes sont des antioxydants naturels. Les composés phénoliques ont la capacité de réagir, en tant que réducteurs, avec des radicaux libres. Cette activité antioxydante limite les stress oxydants auxquels les tissus d'un organisme sont soumis.
La notion d'antioxydant est un concept tiroir. La régulation du stress oxydant (activité antioxydante) par des flavonoïdes peut se décliner de différentes manières :

- Capture directe d'espèces radicalaires ;
- Chélation (séquestration) d'ions métalliques ;
- Inhibition de l'activité d'enzymes productrices d'ERO.

Des ions métalliques (fer et cuivre) essentiels pour certaines fonctions physiologiques, présents dans l'organisme, peuvent être à l'origine de la production de radicaux réactifs. Or certains composés phénoliques ont des propriétés chélatrices de métaux qui seraient responsables de la production d'ERO à l'état non complexé. Les polyphénols forment des complexes stables avec ces ions métalliques : dans cet état, le cation métallique n'est plus « disponible ».

Remarque

Il y a une corrélation positive entre la teneur en composés phénoliques d'un miel et son potentiel antioxydant. De plus, les effets bénéfiques des polyphénols ne s'arrêtent pas à leur capacité antiradicalaire : certains de ces composés peuvent se lier à des récepteurs membranaires et activer des voies de signalisation. Les composés phénoliques se trouvent souvent sous la forme hétéroside. Ils sont déglycosylés dans le tube digestif par la flore intestinale. Leur biodisponibilité est variable. Elle n'est pas extraordinaire, mais pas insignifiante non plus : jusqu'à quelques dizaines de pour-cent.

Pour compléter l'intérêt pour la santé des polyphénols du miel, soulignons l'implication de ces composés vis-à-vis des produits de la réaction de Maillard. Celle-ci correspond à la réaction entre un glucide et un acide aminé (une protéine). C'est une réaction non enzymatique qui conduit au brunissement des aliments. Mais c'est également une réaction physiologique qui se produit *in vivo* et résulte dans la formation de produits terminaux de la glycation, des « AGE » (*advanced glycation end-products*). Ils peuvent être issus de produits de Maillard endogènes (provenant du sujet) et exogènes (en provenance des aliments). Les produits de Maillard qui apparaissent dans les aliments sont des espèces néoformées, comme l'hydroxyméthylfurfural (HMF) et le glyoxal (molécule sœur du méthylglyoxal). Avec le vieillissement, la production d'AGE augmente et leur élimination rénale diminue ; ce qui est suspecté jouer un rôle majeur dans les maladies neurodégénératives : l'accumulation d'AGE est notamment observée dans la maladie d'Alzheimer. Or les flavonoïdes alimentaires s'opposent aux effets néfastes des AGE et diminuent la production de méthylglyoxal.

Le méthylglyoxal

Le méthylglyoxal, ou aldéhyde pyruvique, est présent dans de nombreux produits naturels tels que le café. Tous les miels contiennent une certaine proportion de cette substance, mais il s'avère que la concentration en méthylglyoxal (MGo) est exceptionnellement élevée dans le miel de manuka, entre quelques dizaines et plusieurs centaines de milligrammes par kilogramme (mg/kg) de miel, jusqu'à cent fois plus élevée que dans les autres miels (quelques mg/kg dans des miels plurifloraux les plus communs).

Le méthylglyoxal n'est pas présent dans le miel frais. Il se forme lors de son stockage, à partir de la dihydroxyacétone provenant du nectar butiné, qui est ensuite convertie de manière non enzymatique en MGo. Par conséquent, le taux élevé de MGo dans le miel de manuka s'accentue avec le vieillissement du produit.

Le miel de manuka est produit à partir d'un arbuste (*Leptospermum scoparium*) qui pousse presque exclusivement en Nouvelle-Zélande. Toutefois, les miels produits à partir d'espèces de *Leptospermum* endémiques d'Australie, qui en abrite 83 des 87 espèces connues, dont *L. scoparium*, présentent des propriétés antibactériennes similaires à celles du miel de manuka de Nouvelle-Zélande.
Les propriétés du miel de manuka reposent largement sur la présence de méthylglyoxal. Des concentrations en MGo supérieures à 150 milligrammes/kilogramme seraient directement responsables de son activité antibactérienne. Le méthylglyoxal inhibe la croissance de bactéries à Gram positif et négatif. Il modifie la structure des flagelles et fimbriae bactériens ; ce qui réduit les capacités de mobilité et d'adhérence de ces germes.

D'un autre côté, des études ont révélé que plus le taux de MGo dans le miel de manuka est élevé, plus la production de peroxyde d'hydrogène (H_2O_2) est réduite, voire supprimée. On suppose que le MGo altère la structure et la fonction de la glucose oxydase productrice de H_2O_2. Il a aussi été rapporté que, dans le miel de manuka, le MGo inhibe l'activité antibactérienne de la défensine-1. En toute rigueur, iI faut donc croiser ses propriétés avec ses effets sur les autres substances actives du miel. Schématiquement, pour le miel de manuka, une configuration en forme de losange des substances actives traduit le rôle central du méthylglyoxal, alors qu'une distribution de type « sablier » illustre les fonctions dominantes du peroxyde d'hydrogène et de la défensine-1 dans les autres miels.

Il faut savoir que le méthylglyoxal réagit avec de nombreuses cibles, comme les groupes aminés et les protéines. Lorsque nous consommons du glucose, notre organisme le transforme et génère des produits de dégradation, dont le méthylglyoxal, un dérivé dicarbonylé. Dans des conditions normales, un système de glyoxalases détruit les petites quantités de méthylglyoxal produit. Ce système enzymatique le détoxifie. Mais de trop grandes quantités de MGo ont des effets néfastes sur l'organisme. Elles déclenchent des perturbations métaboliques. Le méthylglyoxal, formé par hydrolyse de sucres, est notamment impliqué dans des complications du diabète. En effet, des complications vasculaires chez des patients diabétiques (néphropathies, neuropathies, lésions tissulaires) ont été reliées à des taux sanguins élevés de MGo. Il se lie aux nerfs et, ce faisant, accroît la sensation de douleur. Des hyperalgies associées à des neuropathies diabétiques ont été signalées. Par ailleurs, le méthylglyoxal sanguin réagit avec l'insuline. L'hormone ainsi désactivée n'est plus hypoglycémiante. Comme, dans ce cas, le glucose n'est plus transformé, la production de méthylglyoxal augmente et entretient la désactivation de l'insuline. De plus, il est susceptible de retarder la cicatrisation des plaies chez les patients diabétiques.

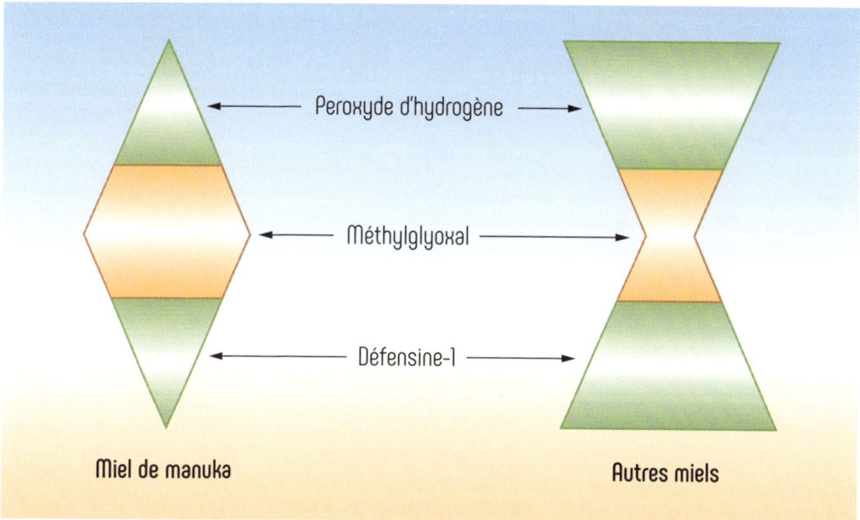

Comparaison entre la distribution des substances actives dans le miel de manuka et dans les autres miels.

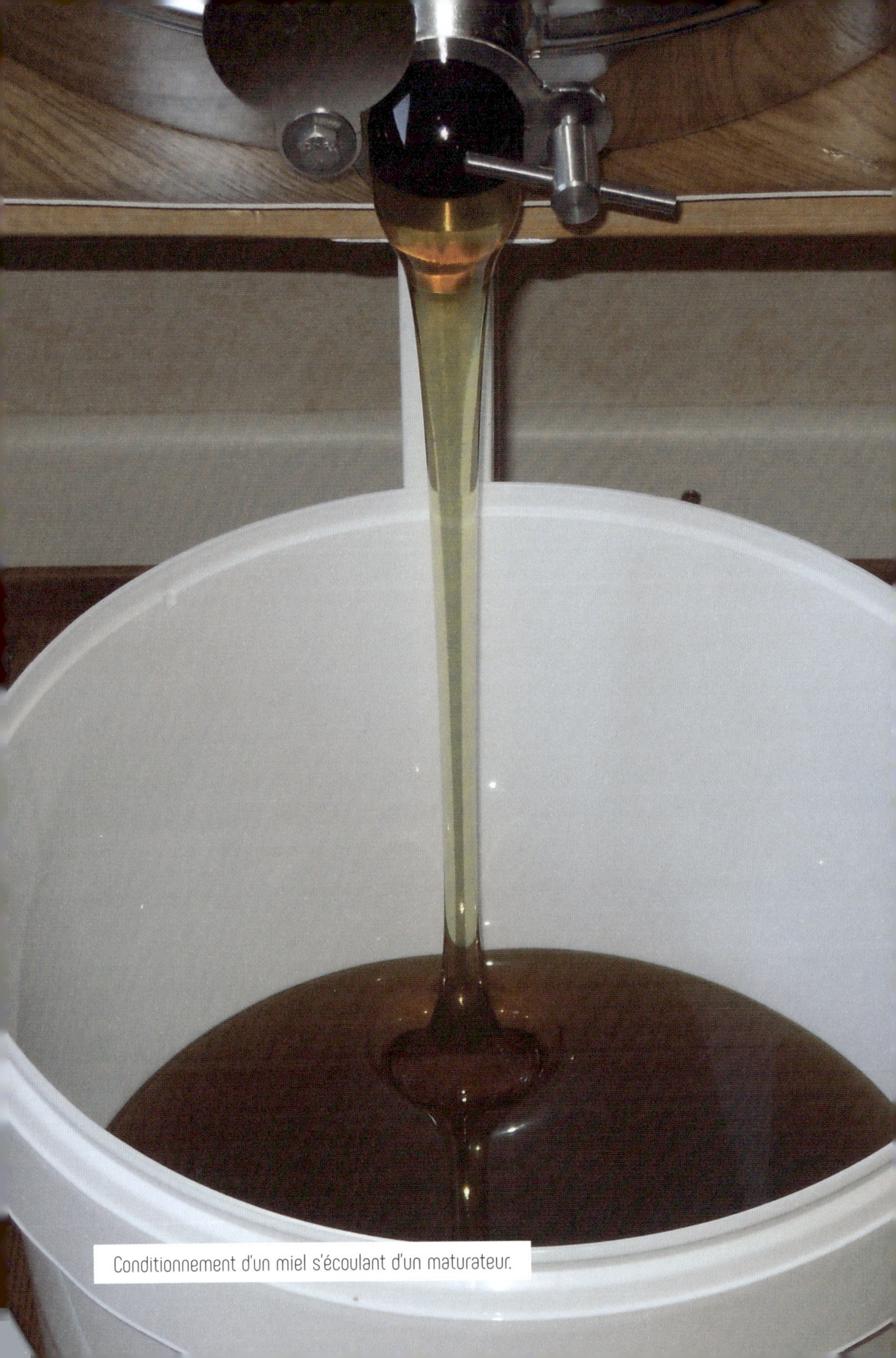

Conditionnement d'un miel s'écoulant d'un maturateur.

Partie V
Emplois rationnels des miels

S'il fallait une raison, une seule, pour faire usage du miel, ce livre en fournit au moins trois, à savoir :

- L'origine naturelle du produit, d'abord ;
- Les propriétés biologiques de ses substances actives, ensuite ;
- Ses potentielles actions pharmacologiques, enfin.

Cela dit, autant dans les domaines prophylactiques que thérapeutiques, une utilisation éclairée du miel s'appuie indubitablement sur la compréhension des mécanismes d'action de ses principes actifs. D'un autre côté, il faut bien être conscient que l'optimisation posologique d'un produit aussi variable est forcément complexe.

Aspects moléculaires de l'activité pharmacologique

Un médicament est une substance ou composition qui possède des propriétés curatives ou préventives de maladies humaines et/ou animales. Il peut exercer une action pharmacologique, immunologique ou métabolique permettant de rétablir, corriger ou modifier des fonctions organiques. La pharmacologie traite de la composition, des effets biologiques et physiologiques, et de l'utilisation des médicaments. Cette discipline étudie les mécanismes d'interaction entre des substances actives et l'organisme.

L'origine des médicaments

Les plantes médicinales utilisées dans les médecines traditionnelles et populaires sont à l'origine de la découverte, grâce à la chimie d'extraction, des premières molécules actives, telles que la digitaline (extraite de la digitale pour le traitement des troubles du rythme cardiaque) et la morphine (extraite du pavot pour le traitement de la douleur).

C'est ainsi qu'au début du XIXe siècle deux pharmaciens parisiens, Pierre-Joseph Pelletier (1788-1842) et Joseph-Bienaimé Caventou (1795-1877), ont mis au point l'extraction de la quinine (antipaludique) à partir de l'écorce de quinquina. L'aspirine est un autre exemple éloquent : l'acide acétylsalicylique (aspirine), aux propriétés antalgique, antipyrétique et anti-inflammatoire, est un dérivé chimique d'un composé isolé de l'écorce de saule. Les extraits d'écorce et de feuilles de saule étaient déjà utilisés à l'époque d'Hippocrate (460-377 AEC) pour soulager la douleur. La syllabe « spir » du mot « aspirine » se rapporte d'ailleurs à l'origine végétale du médicament, *Spiraea ulmaria* étant le nom scientifique de la reine-des-prés, qui contient de l'acide salicylique. Le préfixe « a » du mot « aspirine » fait, lui, référence au procédé d'acétylation utilisé pour rendre l'acide salicylique moins irritant pour le tube digestif, après transformation en acide acétylsalicylique.

Les plantes ont toujours eu une place centrale dans la pharmacopée humaine. Beaucoup de petites molécules médicamenteuses sont encore extraites ou dérivées de plantes. Par exemple :

- Un diterpène extrait de certaines espèces d'ifs du genre *Taxus*, le paclitaxel, a donné naissance à un médicament, le Taxol®, utilisé dans le traitement du cancer du sein. Notons que les aiguilles et graines des ifs ornementaux renferment de la taxine, un mélange d'alcaloïdes très toxiques à l'origine d'intoxications de chevaux et de ruminants. C'est la première cause d'intoxication végétale chez les équidés, qui y sont particulièrement sensibles. Les cerfs ne sont par contre pas sensibles aux toxines des ifs.
- L'artémisinine extraite de l'armoise (*Artemisia annua*), une plante utilisée depuis plus de deux millénaires contre les fièvres en médecine traditionnelle chinoise, s'est révélée récemment être une molécule efficace dans le traitement du paludisme. Les travaux menés sur ce principe actif ont valu le prix Nobel de physiologie ou médecine à Tu Youyou en 2015.

Un médicament peut aussi être d'origine microbiologique (sécrété par un micro-organisme), comme la pénicilline, produite par une moisissure, qui est un antibiotique utilisé dans les infections bactériennes, principalement à Gram positif. D'autres remèdes, comme le bicarbonate de sodium, sont d'origine minérale.

Pour qu'un médicament entraîne une réponse cellulaire, qu'elle soit d'ordre sécrétoire, métabolique ou contractile, il faut qu'il se lie à une cible moléculaire, généralement une protéine spécifique, qui peut être cellulaire ou extracellulaire. La cible du médicament est l'endroit où se fixe la molécule active pour induire l'effet thérapeutique recherché. En 1906, Paul Ehrlich (1854-1915, colauréat du prix Nobel de physiologie ou médecine en 1908) avait introduit la notion de « récepteur » pour définir une protéine dont l'activité peut être modulée par l'interaction avec une petite molécule. Les réactions cellulaires provoquées par la substance active se traduisent au niveau d'un organe et conduisent à la modification d'une fonction de l'organisme. Ce schéma d'action ne s'applique toutefois pas à tous les médicaments : les antimicrobiens, par exemple, agissent directement sur l'élément pathogène sans avoir à interagir avec une cible cellulaire de l'organisme.

Les « petites molécules » peuvent être synthétisées par les chimistes. Elles sont issues de réactions chimiques entre différents composés organiques ou inorganiques. Les médicaments traditionnels sont de petites molécules. Les protéines thérapeutiques de grande taille (au-delà de la dizaine de milliers de daltons), produites par les biologistes (anticorps monoclonaux produits industriellement et protéines recombinantes), relèguent les molécules des chimistes dans la catégorie des « petites molécules ». Néanmoins, les nouveaux médicaments sont toujours majoritairement des petites molécules issues de la chimie thérapeutique (ex. : acide acétylsalicylique, $C_9H_8O_4$; M = 180,16 g/mol). Les protéines thérapeutiques de grande taille n'ont donc pas encore supplanté les petites molécules des chimistes.

En biochimie, une petite molécule est un composé organique. Par définition, ce n'est pas un polymère. En pharmacologie, le terme « petite molécule » est réservé aux molécules ayant une forte affinité pour des biopolymères tels que les protéines ou les polysaccharides. En se liant à ces biopolymères, les petites molécules en modifient l'activité biologique. En termes de masse moléculaire, on fixe la limite supérieure de la classe des « petites molécules » vers 800 Da. En dessous de cette limite, les molécules peuvent diffuser à travers les membranes cellulaires pour agir sur une cible intracellulaire. Cette limite de masse se réfère aussi à la biodisponibilité orale des médicaments : seule une molécule de petite taille (< 1 000 Da), administrée par voie orale, peut traverser la barrière digestive par diffusion passive.

Les petites molécules peuvent être des composés naturels tels que des métabolites secondaires.

Un métabolite est un composé stable issu de la transformation biochimique d'une molécule par métabolisme. En revanche, les protéines et les polysaccharides (amidon, cellulose) ne sont pas des petites molécules. Toutefois, leurs constituants, c'est-à-dire les acides aminés et les oses (diholosides aussi) peuvent être considérés comme des petites molécules.

Le médicament idéal est une petite molécule qui n'engendre pas d'effet secondaire et qui est éliminée de l'organisme après son action. De plus, un médicament ne doit pas moduler les propriétés d'autres biomolécules que sa cible, pour éviter des effets physiologiques indésirables. D'autre part, comme les substances actives sont éliminées un certain temps (entre une et vingt-quatre heures) après leur administration (absorption), il est nécessaire de répéter les prises.
Une molécule d'intérêt doit atteindre le compartiment cible en quantité suffisante. Le métabolisme d'un médicament réduit son efficacité, parce que sa concentration diminue au fur et à mesure qu'il est métabolisé (dégradé ou modifié). Or, dans l'organisme, la molécule active (médicament) doit franchir un certain nombre de barrières avant d'atteindre sa cible. Pour qu'un médicament administré par voie orale atteigne la circulation sanguine, il doit traverser la paroi intestinale et des membranes cellulaires.

Dans le cas d'une administration extravasculaire, ce qui est le cas d'une prise orale, il faut prendre en compte d'une part la biodisponibilité, qui est définie par la quantité de médicament qui atteint la circulation sanguine, et, d'autre part, les biotransformations, le plus souvent hépatiques, que peuvent ensuite subir les molécules distribuées dans l'organisme. À ce propos, considérons le cas du rutoside (M ~ 600 g/mol), que l'on trouve dans les plantes et qui est un diglycoside de la quercétine, réputé avoir une action vasoprotectrice. Après ingestion, la molécule subit une hydrolyse par des enzymes de l'intestin, et moins de 20 % du rutoside avalé est absorbé sous sa forme aglycone (quercétine : M ~ 300 g/mol) dans l'intestin grêle. De plus, ce n'est pas de la quercétine que l'on retrouve dans le sang, mais les métabolites produits lors de son transfert intestinal et durant son passage dans le foie. Or ces métabolites ont une moindre activité antioxydante et anti-inflammatoire que celle-ci. Remarquons encore que la biodisponibilité des phytomicronutriments est variable et dépend de leur nature : l'absorption de la lutéine (caroténoïde), par exemple, est équivalente sous sa forme libre ou estérifiée.
Des études ont démontré que des flavonoïdes sont capables de franchir la barrière hémato-encéphalique et peuvent donc avoir des effets neuroprotecteurs et

neuromodulateurs dans la sphère cérébrale. Citons l'exemple de la pinocembrine (M ~ 260 g/mol), un flavonoïde que l'on trouve dans les bourgeons de peuplier et dans la propolis, mais également, à des concentrations de quelques ppm, dans le miel. Cette petite molécule, qui a la capacité de se lier à des récepteurs membranaires pouvant activer des voies de signalisation, est considérée comme un potentiel agent thérapeutique dans des stratégies de prévention et/ou de traitement de la maladie d'Alzheimer.

Parmi les peptides thérapeutiques, on trouve les peptides naturels ou peptides bioactifs. Ils sont souvent formés par la plus petite partie fonctionnelle d'une protéine. Ils sont spécifiques et donc très efficaces. Les produits de dégradation des peptides sont des acides aminés, donc sans toxicité. Comme le temps de demi-vie des peptides est court, ils ne s'accumulent pas dans les tissus ; mais cela limite aussi leur durée d'action. Dans le domaine thérapeutique, les peptides antimicrobiens trouvent toute leur place pour contrer la perte d'activité de nombre d'antibiotiques classiques.

Le miel résulte de la transformation par l'abeille des produits butinés, notamment par l'ajout d'enzymes telles que l'invertase, la glucose oxydase et l'amylase. On dénombre plusieurs centaines de sortes différentes de miels. Néanmoins, d'une certaine façon, tous ont une origine botanique. Il existe pourtant une distinction fondamentale quant au chemin de prélèvement de la ressource végétale : il est direct pour les nectars floraux, mais indirect dans le cas d'un butinage de miellat. Dans le processus de fabrication d'un miel de miellat, la ponction végétale transite effectivement par le tractus digestif d'un insecte piqueur-suceur avant d'être récupérée puis traitée par l'abeille. Les pucerons, cicadelles et cochenilles prélèvent de la sève élaborée (contenant du saccharose) des plantes qu'ils parasitent, puis excrètent des miellats sucrés. Ces rejets contiennent des sucres complexes, parmi d'autres. Le tréhalose, par exemple, que l'on trouve dans certains miels de miellat, est issu du métabolisme du piqueur-suceur. Par ailleurs, la composante minérale des miels de miellat est plus importante que celle des miels de nectar. Les premiers sont aussi généralement plus foncés que leurs équivalents élaborés à partir de nectars.
Bien que le miel soit une production animale, c'est un produit qui concentre des molécules d'origines végétales, même si certaines d'entre elles subissent des transformations. C'est pourquoi ses propriétés thérapeutiques dépendent, en partie, des métabolites secondaires, composés phénoliques notamment, biosynthétisés par les plantes à l'origine des substances butinées. Le peroxyde d'hydrogène et la défensine-1, ainsi que le méthylglyoxal pour le miel de manuka,

sont les agents antimicrobiens majeurs du miel. Mais ce sont bien les propriétés des différentes molécules actives qui déterminent si son rayon d'action peut être d'ordre systémique ou, au contraire, est limité à une échelle locale. Soit dit en passant, « local » ne signifie pas que le champ d'application d'un miel est restreint au domaine cutané. Un miel peut agir à « l'échelle locale » dans la bouche et dans le tube digestif aussi. Toujours est-il que le périmètre d'action des substances actives d'un miel administré par voie orale est variable : ainsi, la petite molécule d'acide caféique peut être absorbée au niveau de l'intestin grêle, tandis que la plus grosse molécule de défensine-1 agira plutôt localement au niveau de l'appareil digestif.

Potentialités thérapeutiques relevées dans la littérature scientifique

Le miel est une forme administrable qui contient plusieurs principes actifs (entités moléculaires, petites ou grosses, voire cellulaires) pouvant interagir avec des processus biologiques normaux ou pathologiques. L'élixir formulé par l'abeille peut présenter des intérêts thérapeutiques. Pour s'en persuader, rien n'est plus probant que des résultats d'études expérimentales menées sur le sujet. Des observations, mesures et analyses sont éminemment plus parlantes que des spéculations, et plus convaincantes que des doctrines. La notion de réchauffement climatique n'est-elle pas reconnue et acceptée comme réelle seulement depuis que le thermomètre s'emballe et que les glaces des pôles et des montagnes fondent sous nos yeux ? Pourtant, Svante Arrhenius (1859-1927), prix Nobel de chimie en 1903, avait déjà publié un article sur la question en 1896 !

Même si le miel avait une place de choix dans la pharmacopée traditionnelle des cultures les plus variées, aujourd'hui le recours au produit de la ruche doit tenir compte autant de la connaissance acquise des pratiques populaires que des médecines savantes. On ne peut plus se contenter de faire valoir des usages ancestraux ; il nous faut, de surcroît, nous ouvrir à la confrontation de conceptions qui datent avec des compréhensions nouvelles. De ce point de vue, les mixités culturelles ont de tout temps été des moteurs d'évolution des us et coutumes. Au regard d'enquêtes ethnopharmacologiques, menées dans la province argentine de Misiones, sur des formules médicinales à base de miel, il apparaît que les méthodes thérapeutiques se sont enrichies au fur et à mesure avec des pratiques apportées par ceux qui sont venus peupler la contrée. Les traditions thérapeutiques des migrants, spécifiques à leurs origines géographiques, se sont ajoutées aux pratiques des peuples autochtones. Au XXe siècle, la mosaïque culturelle issue de vagues de migrations transnationales de presque tous les pays européens a progressivement façonné les recettes médicinales. Toujours est-il que des investigations récentes signalent que le rôle du miel est perçu comme thérapeutique dans plus de 90 % des formules. Les chercheurs notent que, souvent employé comme médecine alimentaire dans la promotion de la santé et la prophylaxie, il est encore utilisé pour le traitement de diverses affections et maladies.

Plus proche de nous, l'analyse d'archives lituaniennes sur la période de 1886 à 1992 révèle que le miel entrait dans des préparations destinées au traitement de plaies et d'abcès. Dans la médecine traditionnelle polonaise, il était utilisé pour soigner des problèmes dermatologiques et, en interne, essentiellement en cas de maladies respiratoires.

En France, au XIXe siècle, les formes galéniques incorporant du miel étaient les électuaires, les mellites et les oxymiels. On s'en servait pour diminuer l'irritation des plaies et les faire suppurer. Aux Temps modernes, le miel sera toujours utilisé pour la cicatrisation des plaies, mais aussi en cas de brûlure, dans des préparations antitussives, dans le traitement de la gastro-entérite bactérienne ou comme laxatif doux. À ces époques, les miels portaient les noms des régions de production : miels de Narbonne, de Provence, du Gâtinais…

Une littérature scientifique fournie permet de mettre en lumière un certain nombre d'axes thérapeutiques qui manifestent de l'intérêt pour le miel. Considérons, ci-après, quelques-uns de ces potentiels domaines d'application qui attestent que son emploi n'a rien d'anachronique. Quoi qu'il en soit, l'ambition de cette rubrique est également d'ajouter de la nuance à certaines vertus qui lui sont attribuées, en particulier pour des questions dont l'écho n'est pas forcément une réponse binaire.

Des propriétés antibactériennes

La microbiologie du miel est déterminée par les microbes initialement présents dans les produits butinés (nectars et miellats), auxquels s'ajoutent des micro-organismes provenant de l'abeille et de son environnement (pollen, eau…). À cet égard, des travaux suggèrent que le pollinisateur est capable d'effectuer un genre de tri bactérien. Ces expériences montrent en effet que l'abeille évite des nectars colonisés par certaines bactéries, telles que *Lactobacillus kunkeei*. Dans les faits, cet évitement ne serait pas dû à la présence de certaines bactéries, mais plutôt aux modifications chimiques des nectars, induites par les germes en question.
D'autre part, des recherches ont révélé que le miel peut renfermer des souches bactériennes produisant des antimicrobiens actifs contre des pathogènes humains et animaux, des genres *Staphylococcus* et *Listeria* notamment.
Les biofilms bactériens causent la plupart des infections chroniques des plaies.

Or, des études rapportent que le miel peut inhiber la formation de biofilms de *Pseudomonas aeruginosa*, un pathogène des plaies particulièrement virulent. Il a aussi été montré que différents types de miels, en particulier ceux de manuka et plus généralement de nectars, ont la capacité de réduire significativement, dans des biofilms polymicrobiens, la viabilité cellulaire d'espèces pathogènes pour les plaies. Il convient toutefois de préciser que l'action antibactérienne dépend de la concentration en miel de la solution utilisée et du temps d'application. Soulignons qu'une trop forte dilution peut conduire à un résultat contraire et favoriser le développement d'un biofilm ! De plus, il faut savoir que la concentration en miel d'une solution doit être plus élevée pour déstructurer un biofilm constitué que pour inhiber la formation du biofilm. Pour donner un ordre d'idée, des tests *in vitro* ont montré que, pour le staphylocoque doré résistant à la méthicilline et un entérocoque résistant à la vancomycine traités pendant vingt-quatre heures, le seuil d'efficacité du miel de manuka était une concentration de 10 % (m/V) pour inhiber la formation d'un biofilm, et de 40 % (m/V) pour entraver le développement du film microbien. Mais, bien entendu, il s'agit là de valeurs issues d'expériences de laboratoire, que l'on ne peut pas extrapoler directement à des applications cliniques.

Des propriétés antifongiques

Les champignons (levures) du genre *Candida* peuvent provoquer des infections cutanées, muqueuses et systémiques. Une vingtaine d'espèces de *Candida* sont responsables d'infections humaines. Le « muguet » par exemple, qui touche la cavité buccale, est l'une des candidoses les plus connues. L'espèce *Candida albicans* est responsable d'un grand nombre de candidoses.

Des travaux de recherche ont montré que le miel réduit la croissance de plusieurs espèces de *Candida*, de manière dose-dépendante. À titre d'indication, la concentration minimale inhibitrice est de 40 % (m/V) pour un miel australien monofloral produit à partir de *Agastache rugosa*.

Des propriétés antivirales

Des flavonoïdes, comme la chrysine et l'apigénine, confèrent aux miels de potentielles activités antivirales. Une revue de la littérature sur l'herpès labial (ou buccal), communément appelé « bouton de fièvre », qui est dû au virus *Herpes simplex* de type 1, révèle l'intérêt thérapeutique d'applications de miel sur des lésions herpétiques localisées. Comparé à une crème à l'aciclovir, que l'on utilise dans le traitement de poussées d'herpès, il apparaît que le miel réduit autant le syndrome douloureux et agirait même plus vite que celle-ci.

Des actions cicatrisantes

Globalement, le miel favorise les processus de cicatrisation cutanée. Néanmoins, les mécanismes d'action et degrés d'efficacité varient d'un miel à l'autre. Ainsi, une étude comparative portant sur la migration cellulaire de fibroblastes dermiques humains démontre la supériorité des miels d'acacia et de sarrasin par rapport au miel de manuka.

À propos des dents

Une étude récente (2018) signale que, malgré son pH acide, le miel n'engendre pas d'érosion de l'émail dentaire. Cela confirme les observations microscopiques personnelles exposées précédemment (voir partie II, p. 51). Concernant l'aspect cariogène du miel, nous invitons le lecteur à se reporter au chapitre traitant de la carie dentaire dans la partie II du livre, p. 48.

Un intérêt pour la sphère respiratoire

Des médecins constatent la fréquente inefficacité des remèdes en vente libre contre la toux et le rhume, et pointent du doigt les risques d'effets indésirables que peuvent entraîner certaines de ces préparations pharmaceutiques. D'un autre côté, un essai randomisé contrôlé contre placebo en double aveugle, évaluant l'efficacité et la tolérance de trois sortes miels, a montré que ceux-ci réduisent la fréquence et la sévérité de la toux. Un médecin exerçant dans un service de pédiatrie recommande l'administration d'une dose unique de 2,5 millilitres chez des enfants âgés de plus de 1 an. D'autres praticiens préconisent de donner 10 grammes de miel trente minutes avant le coucher à des enfants âgés de 1 à 5 ans présentant de la toux, un écoulement nasal et d'autres symptômes d'une infection virale des voies respiratoires supérieures.

Un intérêt à visée digestive

Les bactéries que nous hébergeons en et sur nous constituent, en quelque sorte, un organe : le microbiome. Ces dernières années, les données qui font ressortir le rôle capital de la flore intestinale s'accumulent. Un bon patrimoine bactérien serait même un gage de bonne santé. Chez l'adulte, les bacilles anaérobies à Gram positif sont les espèces prédominantes de la flore intestinale, qui compte entre 800 et 1 000 espèces de bactéries. Des travaux conduits sur des cultures de micro-organismes provenant de la flore intestinale humaine montrent que le miel de sarrasin (blé noir) promeut sélectivement la croissance des bifidobactéries (bactéries lactiques), hôtes naturels du microbiote intestinal humain, et limite le développement de pathogènes entériques. Ce rôle bénéfique du miel étudié est attribué à des actions synergiques entre des composés phénoliques et des oligoholosides présents dans celui-ci. Le miel peut donc contribuer au maintien d'un équilibre quasi vital du microbiote intestinal.

Des activités en rapport avec le cancer

Des recherches menées avec des miels d'arbousier et de manuka ont démontré que ces produits peuvent induire la mort cellulaire de cellules cancéreuses du côlon et accroître la génération intracellulaire d'ERO. Ces travaux pointent aussi l'impact des sources florales, des origines géographiques et de la saison de production sur les potentiels antiprolifératifs et antioxydants des miels. D'un autre côté, une étude rapporte que des miels riches en isomaltose, chauffés pendant trente minutes à 180 °C, pourraient trouver une application thérapeutique chez des patients dont le statut immunitaire a été affecté par une chimiothérapie. Il ressort effectivement qu'après le traitement thermique l'isomaltose contribue à l'induction de la sécrétion par les entérocytes de facteurs de stimulation des colonies de granulocytes. Ces dernières cellules (un type de globule blanc) aident l'organisme à lutter contre des micro-organismes pathogènes et réduisent donc le risque infectieux.

Un intérêt dans le sport d'endurance

Signalons, enfin, que l'intérêt du miel a été mis en lumière dans le domaine du sport d'endurance. Au même titre que les gels énergétiques destinés à répondre aux besoins liés à l'effort musculaire, le miel assure la disponibilité de glucides pendant l'exercice et optimise la performance physique, sans provoquer de troubles gastro-intestinaux.

Signes d'identification de la qualité et de l'origine des miels

Les labels de qualité dans l'alimentation, et donc aussi dans la filière apicole, garantissent des caractéristiques d'un produit alimentaire. Selon le « décret miel » (voir annexe I p. 148), « le miel ne doit avoir fait l'objet d'aucune addition de produits alimentaires, y compris les additifs alimentaires, ni d'aucune addition autre que du miel ». Pourtant des fraudes portant sur la qualité du miel ou de sa description existent. En 1889 déjà, le docteur Harvey Wiley (1844-1930), premier chimiste du département de l'Agriculture des États-Unis, signalait que le miel était fréquemment adultéré par l'addition de sirops sucrés. On rapporte d'ailleurs qu'à cette époque il était courant de trouver une abeille morte dans ces pots de soi-disant « purs miels », dans le but de duper le consommateur et faire croire à un authentique produit de la ruche !

De manière générale, les significations des différents signes d'identification de la qualité et de l'origine sont les suivantes :

- L'appellation d'origine protégée (AOP) est un label européen qui protège la dénomination d'un produit dont la production, la transformation et l'élaboration sont réalisées dans une zone géographique déterminée. Cette labellisation garantit un lien entre le produit et son terroir. L'appellation d'origine contrôlée (AOC), elle, garantit les mêmes critères que l'AOP, mais protège la dénomination sur le territoire français. L'AOC « miel de sapin des Vosges » a été la première du genre a être délivrée pour le miel (arrêté paru au *Journal officiel* du 2 août 1966).
- L'indication géographique protégée (IGP) identifie un produit dont les caractéristiques sont liées au lieu géographique où se déroule au moins sa production, sa transformation ou son élaboration. Ce label de l'Union européenne est associé à un savoir-faire ou une qualité déterminée attribuables à l'origine géographique.
- Le « label rouge » est une indication française qui garantit la qualité supérieure d'un produit par rapport à celle des produits courants de même nature.

- Le logo français « AB » (agriculture biologique) repose sur des notions de respect de la biodiversité et de la préservation des ressources naturelles.
- Le logo européen « Eurofeuille » signifie qu'un produit respecte le cahier des charges de l'agriculture biologique.

Pour illustrer l'apport d'un label de qualité du miel, considérons, dans le tableau ci-après, quelques-unes des caractéristiques requises pour un miel de sapin « label rouge » par rapport à un produit courant de même nature :

Quelques points de comparaison entre un miel de sapin courant et un miel de sapin « label rouge »

	Miel de sapin courant	Miel de sapin « label rouge »
Teneur en eau	≤ 18 %	≤ 17 %
Teneur en glucose	Entre 27 et 36 %	≤ 28 %
Cristallisation	Cristallisé ou non	Non cristallisé
Conduite des ruches	Pas d'obligation quant au renouvellement des cires gaufrées	Renouvellement d'un tiers des cires gaufrées par an
Taux d'operculation au moment de la récolte	Aucune exigence	Operculation aux ¾ des rayons
Stockage du miel	Pas de température maximale définie	Température constante inférieure à 20 °C

L'hydroxyméthylfurfural (HMF)

On utilise le taux de HMF (5-hydroxyméthyl-2-furfural) comme critère de qualité des jus de fruits et du miel. Ce composé est pratiquement inexistant dans la nourriture fraîche ; il est produit lors du séchage ou de la cuisson d'aliments sucrés. Mais en condition acide, le HMF peut être formé à basse température. C'est un marqueur de la réaction de Maillard.

Celle-ci désigne un ensemble de transformations chimiques et biochimiques (des acides aminés réagissent avec des sucres) qui se produisent dans presque toutes les préparations culinaires : formation des composés bruns et aromatiques des aliments, comme lors du brunissement du pain grillé. Elle se manifeste dès que des sucres réducteurs (fonction carbonyle libre) sont en présence de fonctions amines libres de protéines, peptides ou acides aminés. Le saccharose est un sucre non réducteur, mais il peut être hydrolysé en glucose et fructose pouvant, eux, intervenir dans la réaction de Maillard. Celle-ci est favorisée par une température élevée, une faible activité de l'eau (entre 0,55 et 0,75) et le temps de réaction. Remarquons que les pigments bruns et arômes formés lors de la réaction de Maillard sont généralement jugés agréables.

Du HMF est produit pendant le stockage du miel. La molécule de HMF dérive de la déshydratation de sucres, et plus particulièrement de celle du fructose en milieu acide. La teneur en HMF ne diminue jamais ! Sa production s'accroît lorsque la température augmente. L'accumulation de HMF est proportionnelle aux températures de stockage et de traitement thermique subi lors d'une refonte (liquéfaction) du miel. Le stockage du miel à une température ne dépassant pas 14 °C favorise la conservation d'un produit de qualité. La production de HMF dépend aussi de l'acidité du miel : elle est plus importante dans les miels les plus acides.

D'un point de vue réglementaire, le taux de HMF d'un miel ne doit pas excéder 40 milligrammes/kilogramme (voir annexe I p. 148). Mais l'on considère que celui d'un miel de « qualité » ne devrait pas excéder 20 milligrammes/kilogramme. Le bon sens commande, toutefois, que cette valeur corresponde au taux de HMF mesuré au moment de la commercialisation du produit (les conditions de stockage du miel après sa vente étant incontrôlables…).

Notons que le taux de HMF dans le miel n'est pas à considérer en termes de toxicité. La substance ne représente pas un danger sanitaire. En effet, le taux de HMF relevé dans des aliments courants peut être beaucoup plus élevé que celui du miel : il peut dépasser 2 000 milligrammes/kilogramme dans des cafés torréfiés ou des prunes séchées.

Comment choisir un miel ?

Pour une application donnée, le choix du miel le plus approprié devrait se faire en deux étapes :

1) Définir la catégorie de miel qui convient le mieux :
   - Miel de nectar ou de miellat ;
   - Miel clair ou foncé ;
   - Miel liquide ou cristallisé ;
   - Miel pur ou dilué.
2) Affiner la sélection en tenant compte des propriétés spécifiques des quelques miels qui entrent en ligne de compte.

Le miel ne se bonifie jamais avec le temps. Il subit inexorablement des transformations physico-chimiques qui dépendent de son type, de ses caractéristiques initiales et des conditions de stockage. Il faut savoir que la date de durabilité minimale (anciennement date limite d'utilisation optimale ou DLUO) est librement fixée sous la responsabilité du metteur en marché. Elle n'est donc pas d'une grande aide pour juger de la qualité d'un miel. De plus, l'étape de refonte (liquéfaction) d'un miel cristallisé est une opération délicate qui peut le dénaturer : un chauffage durant quelques heures à 55 °C engendre des dégradations moléculaires, mais un traitement thermique de quelques jours à 40 °C n'est pas dénué d'effets non plus.

Le peroxyde d'hydrogène contenu dans le miel exerce une activité bactéricide, sinon bactériostatique. Son efficacité dépend de la sensibilité de la souche bactérienne au stress oxydant et de l'état sporulé ou non du micro-organisme. Cet effet est néanmoins modulé par d'autres composants du miel. Dans le miel de manuka, notamment, la forte concentration en méthylglyoxal entrave la production de H_2O_2, et c'est surtout la molécule de méthylglyoxal qui est à l'origine de l'action bactéricide. Le temps nécessaire aux miels, de manuka et autres, pour tuer des micro-organismes se compte en heures : entre deux et vingt-quatre heures selon l'espèce microbienne.

Comme l'activité de la glucose oxydase est gênée dans le miel mature (déshydraté), la production de H_2O_2 peut être amplifiée par une dilution du produit avec de l'eau. Des études indiquent que des concentrations situées entre 25 % (V/V) et 50 % (V/V) du miel favorisent la production de quantités appropriées de peroxyde d'hydrogène. Les mesures révèlent que, dans ces conditions, la concentration en H_2O_2 du miel dilué atteint entre 1 et 3 millimoles/litre. La libération progressive du H_2O_2 dans le miel a une action détersive sur les plaies. Le peroxyde d'hydrogène produit favorise la prolifération et la migration des fibroblastes et des kératinocytes, ainsi que l'angiogenèse. Plusieurs études de laboratoire réalisées sur des cultures cellulaires indiquent que des miels dilués, de nectar et de miellat, favorisent les processus de cicatrisation. D'un autre côté, l'efficience antibactérienne médiée par la défensine sera indubitablement amoindrie par une dilution du miel.

Les polyphénols et les caroténoïdes sont des phytomicronutriments, des composés bioactifs qui contribuent à la préservation des fonctions de l'organisme. Dans les aliments, les polyphénols se trouvent rarement sous leur forme libre, dite « aglycone ». Le plus souvent, ils sont présents sous la forme d'esters (pour les acides phénoliques), d'hétérosides ou de polymères (pour les flavonoïdes). Les polymères de flavonoïdes ne franchissent pas la barrière intestinale ; leur rayon d'action se limite donc au tractus digestif. Les hétérosides sont absorbés sous leur forme aglycone, après avoir été hydrolysés par des enzymes dans l'intestin grêle.

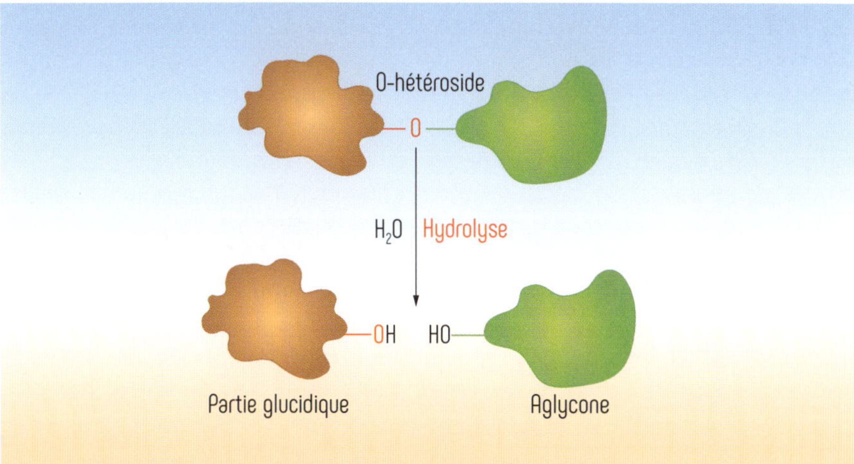

Schématisation du mécanisme d'hydrolyse d'un hétéroside.

Les aglycones sont plus facilement absorbés par l'organisme. Ils se lient ensuite à des protéines plasmatiques, sachant que le protéome du plasma humain compte près de 3 000 protéines. L'albumine humaine, qui représente plus de la moitié des protéines totales du plasma, constitue la principale protéine de transport (d'hormones, d'enzymes, de médicaments…) dans le sang. Les formes libres des composés phénoliques qui sont absorbés se retrouvent dans la circulation sanguine sous formes conjuguées, telles que des dérivés méthylés. Les polyphénols circulants sont rapidement éliminés. Pour maintenir une certaine concentration plasmatique de ces molécules, elles doivent être renouvelées régulièrement par le biais de l'alimentation. Dans l'organisme, les polyphénols peuvent stimuler les défenses antioxydantes soit en inhibant des activités enzymatiques pro-oxydantes, soit en modulant des voies de signalisation intracellulaires contrôlant l'expression d'enzymes antioxydantes. Si le spectre d'activités biologiques des flavonoïdes est large, c'est parce que leurs modes d'action potentiels sont multiples. Ils peuvent moduler des activités enzymatiques, des expressions géniques ou encore des signalisations cellulaires.
Par ailleurs, les polyphénols du miel peuvent exercer des activités antioxydantes et anti-inflammatoires là où la cible est directement accessible : soit sur la peau, dans la bouche et au niveau du tractus gastro-intestinal. Les miels les plus foncés ont les teneurs en polyphénols et les activités antioxydantes les plus élevées.

Un certain nombre de composés phénoliques ont une double activité : antioxydante et antimicrobienne. Les efficacités des acides phénoliques et des flavonoïdes sont assez comparables. Des flavonoïdes peuvent atténuer la virulence bactérienne en agissant sur des récepteurs cellulaires, en inhibant des fonctions enzymatiques ou en neutralisant des toxines bactériennes. S'il est vrai que les mécanismes d'action de nombre d'acides phénoliques et flavonoïdes restent à élucider, on sait cependant que :

- Des composés phénoliques peuvent s'attaquer à la membrane cellulaire des bactéries et altérer l'intégrité de la bicouche phospholipidique ; c'est notamment le cas de l'acide gallique et de l'acide férulique ; la perméabilisation de la membrane bactérienne engendre une dissipation des gradients ioniques préjudiciable au fonctionnement de la cellule ;
- Certains acides phénoliques arrivent à franchir la membrane bactérienne ; l'acidification du cytoplasme qui en résulte peut perturber des fonctions métaboliques du micro-organisme ;
- Des flavonoïdes ont la capacité de bloquer la synthèse d'acides nucléiques, voire de dégrader l'ADN, et d'inhiber le métabolisme énergétique.

Les propriétés des composés phénoliques peuvent être d'ordre bactériostatique ou bactéricide :

- L'activité bactériostatique consiste en un ralentissement considérable de la phase de croissance exponentielle des micro-organismes ;
- Dans le cas d'un effet bactéricide, le nombre initial de bactéries diminue en fonction du temps ; ce qui indique des destructions bactériennes.

Une même substance peut être bactériostatique à faible concentration, mais bactéricide à plus forte concentration. Là encore, comme pour la défensine, une dilution du miel dans le but d'accentuer la production de H_2O_2 diminuera d'autant les concentrations en polyphénols.

Savoir choisir le miel le plus approprié pour un usage donné, telle est la question qui se pose maintenant. Ce choix doit pouvoir se faire sur la base de critères objectifs qui, en même temps, sont appréciables par tout un chacun. On doit pouvoir opérer ce choix sans appareil de mesure (pH-mètre, spectromètre…), uniquement à partir d'éléments connus comme l'origine (nectar et/ou miellat), la couleur et la consistance du produit. Les tableaux et graphiques qui suivent synthétisent les données et arguments exposés dans ce chapitre. Ils visent à éclairer, dans les grandes lignes, le choix d'un miel.

Synthèse de l'activité des principes actifs selon l'origine du miel

	Acidité	H_2O_2	Défensine	Polyphénols	Méthylglyoxal
Miel de nectar	++	+	+	+	–
Miel de miellat	+	+	+	++	–

Synthèse de l'activité des principes actifs selon la couleur du miel

	Acidité	H_2O_2	Défensine	Polyphénols	Méthylglyoxal
Miel clair	+	+	+	+	–
Miel foncé	+	+	+	++	–

Synthèse de l'activité des principes actifs selon la consistance du miel

	Acidité	H_2O_2	Défensine	Polyphénols	Méthylglyoxal
Miel liquide	+	+	+	+	–
Miel cristallisé	+	–	+	+	–
Miel dilué*	–	++	–	–	–

Signification des symboles : – activité faible + activité normale ++ activité élevée

* Miel dilué, de manière extemporanée, avec de l'eau distillée. La concentration est à déterminer en fonction du type de miel employé, du micro-organisme ciblé et du contexte d'utilisation.

Remarque

Pour les miel dilués (avec de l'eau), la concentration en pourcentage indique la quantité de soluté pour une quantité de solution équivalente à 100 millilitres. Comme les miels sont tantôt liquides tantôt solides, on peut exprimer ce pourcentage de deux manières :

- Pourcentage volume/volume ou % (V/V), en millilitre/100 millilitres, lorsqu'on utilise un miel liquide ;
- Pourcentage masse/volume ou % (m/V), en gramme/100 millilitres, lorsqu'on utilise un miel cristallisé.

Connaissant la masse volumique du miel, qui est en moyenne de 1,42 gramme/centimètre cube, on peut facilement convertir les % (m/V) en % (V/V). Ainsi, une concentration de 50 % (m/V) équivaut à peu près à 35 % (V/V).

L'unité de volume du système international est le mètre cube (le centimètre cube est un sous-multiple du mètre cube). Mais pour les liquides, il est courant d'utiliser le litre (le millilitre est un sous-multiple du litre). Notons que 1 centimètre cube est équivalent à 1 millilitre.

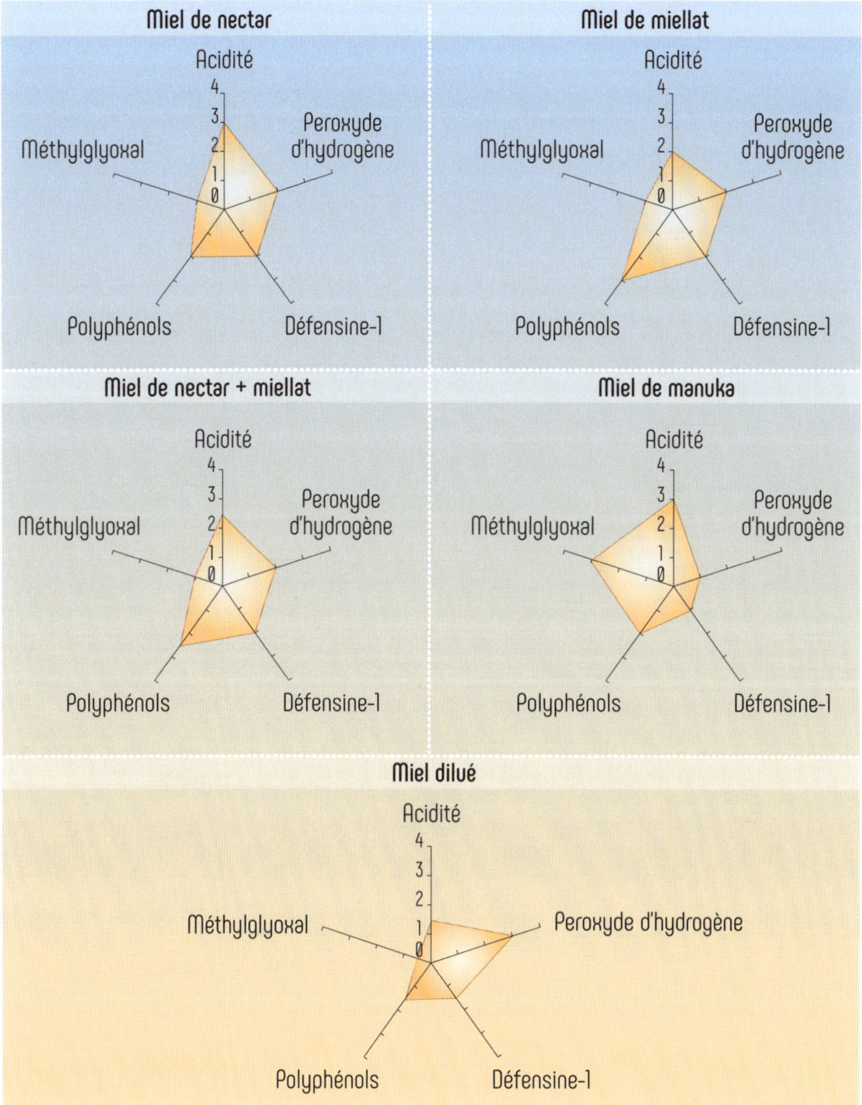

Schématisation de la répartition des principes actifs dans les différentes catégories de miel considérées (valeurs numériques arbitraires).

Synthèse de l'expression de certaines propriétés dans les différentes catégories de miels

	Antimicrobien	Antioxydant	Anti-inflammatoire	Cicatrisant	Minéralisant
Miel de nectar	+	+	+	+	+
Miel de miellat	+	++	++	+	++
Miel clair	+	+	+	+	+
Miel foncé	+	++	++	+	++
Miel liquide	+	+	+	+	+
Miel cristallisé	-	+	+	-	+
Miel dilué*	++	–	–	++	–

Signification des symboles : - expression faible + expression normale ++ expression élevée

* Miel dilué, de manière extemporanée, avec de l'eau distillée. La concentration est à déterminer en fonction du type de miel employé, du micro-organisme ciblé et du contexte d'utilisation.

Principales forces de différentes catégories de miels

Miel	Point fort
De nectar	Acidité
De miellat	Apport en sels minéraux et oligoéléments
Foncé	Potentiel antioxydant
Dilué*	Production de peroxyde d'hydrogène

* Miel dilué, de manière extemporanée, avec de l'eau distillée. La concentration est à déterminer en fonction du type de miel employé, du micro-organisme ciblé et du contexte d'utilisation.

Caractéristiques de quelques miels typés

Avant l'invention des ruches à cadres amovibles, au XIXe siècle, les principales opérations apicoles, pour ne pas dire les seules, se résumaient à la récolte de miel et à la capture d'essaims. Jusqu'au mitan du XXe siècle, la récolte était généralement annuelle et offrait des miels plurifloraux.

Aujourd'hui, selon le contexte botanique et les pratiques apicoles, il est tout à fait possible de produire des miels monofloraux. Ceux-ci résultent du mode de butinage de l'abeille mellifère, que l'on qualifie de « constance florale ». On parle aussi de « fidélité florale ». Cette notion définit la propension du pollinisateur, pourtant polylectique, à visiter préférentiellement certaines espèces de fleurs. Au premier abord, ce constat semble contredire un modèle de butinage optimisé qui voudrait que l'abeille exploite les ressources alimentaires les plus proches pour maximiser la masse récoltée par unité de temps. Une hypothèse avancée pour expliquer l'intérêt de la constance florale repose sur la balance investissement d'apprentissage/gain de récolte. En effet, le butinage d'un type floral réclame un investissement en termes d'apprentissage, de maîtrise et de mémorisation des gestes de prélèvement. Une fois ces compétences motrices acquises, leur usage répété augmente l'efficacité du travail de butinage et favorise du coup l'obtention d'un miel monofloral.

La constance florale de l'abeille domestique concourt à la production de miels pourvus de propriétés caractéristiques. Par exemple :

- Le miel de bruyère renferme habituellement de la myricétine ;
- Celui de callune se caractérise par la présence d'acide ellagique ;
- Le miel de tournesol contient des quantités de quercétine nettement supérieures à celles des autres miels. Notons qu'elles sont similaires dans les miels de tournesol produits dans des régions françaises différentes.

Pour illustrer la diversité des aspects, composition et propriétés des divers miels monofloraux, focalisons-nous, à présent, sur les caractéristiques de quelques produits relativement courants.

Acacia (*Robinia pseudoacacia*)

Le miel d'acacia, de couleur jaune pâle, est répandu, très demandé et particulièrement apprécié des enfants. Son arôme floral est discret ; sa saveur est douce et sans aucune amertume ; sa sucrosité est prononcée. Il présente une acidité apparente faible. La caractéristique de ce miel est de ne pas cristalliser lorsqu'il est pur. Le rapport fructose/glucose est généralement supérieur à 1,4. Normalement, le miel d'acacia devrait s'appeler miel de « robinier », d'après le nom scientifique de l'arbre produisant le nectar floral. Les grappes de fleurs blanches, odorantes et nectarifères du robinier ont un fort pouvoir attractif sur les abeilles.

Le miel d'acacia renferme, entre autres, de l'acide coumarique et de la naringénine.

- Il existe trois isomères de l'acide coumarique, selon le positionnement du groupe hydroxyle sur le noyau benzénique : l'acide orthocoumarique, l'acide métacoumarique et l'acide paracoumarique (ou acide p-coumarique). Comme l'acide paracoumarique est le plus abondant dans la nature, on se contente souvent de l'appeler simplement « acide coumarique ». Les bourgeons d'arbres contiennent de fortes proportions d'acide p-coumarique. La molécule est réputée antioxydante.
- La naringénine est un flavonoïde qui a des propriétés antimicrobiennes, antivirales et antioxydantes. La naringine, principal hétéroside de la naringénine, est présente dans l'albédo (couche blanche interne du péricarpe) des agrumes. C'est aussi la substance responsable de l'amertume du pamplemousse.

Arbousier (*Arbutus unedo*)

Le miel d'arbousier est produit à partir des fleurs blanches en forme de clochettes d'un arbuste à feuilles persistantes commun dans le maquis méditerranéen. Ce miel se caractérise par un goût épicé et une amertume surprenante, mais son odeur puissante est agréable. Ce miel d'automne, de couleur brune, cristallise rapidement avec une granulation grossière. Il figure parmi les miels les plus riches en composés phénoliques.

Le miel d'arbousier renferme, entre autres, de l'acide gentisique et du kaempférol.

- L'acide gentisique, que l'on retrouve aussi dans la lavande, est un acide phénolique dérivé de l'acide benzoïque. Facilement oxydable (auto-oxydation en solution aqueuse), il est utilisé comme antioxydant dans certaines préparations pharmaceutiques. On lui prête aussi des vertus anti-inflammatoires.
- Le kaempférol est un pigment jaune faiblement soluble dans l'eau (440 mg/l à 25 °C). Ce flavonoïde présente une bonne activité antioxydante. La molécule antimicrobienne a montré son efficacité vis-à-vis du staphylocoque doré. L'astragaline, un hétéroside du kaempférol, est l'un des composés phénoliques présents dans le vin.

Bruyère (*Erica* spp. et *Calluna vulgaris*)

Les miels dits « de bruyère » peuvent provenir de la bruyère ou de la callune. La bruyère appartient au genre *Erica*, qui comprend onze espèces en France. La callune ou « fausse bruyère » (*Calluna vulgaris*) appartient, elle, au genre *Calluna*, dont elle est la seule représentante. Les floraisons précoces facilitent le redémarrage des colonies d'abeilles à la sortie de l'hiver, tandis que les floraisons tardives sustentent les hyménoptères pendant l'arrière-saison.
Les bruyères donnent des miels marron ayant un arôme puissant et des saveurs boisées. Celui de la callune est plutôt ambré avec un arôme affirmé et des saveurs intenses. Leurs cristallisations respectives sont lentes et grossières.

Les miels de « bruyère » ont une texture particulière, de type gel. Contrairement à la plupart des miels, qui sont des liquides newtoniens, les miels de bruyère et de callune sont des fluides thixotropes. Lorsqu'on les remue, ils deviennent liquides, mais retrouvent leur consistance initiale au repos. Ce phénomène d'épaississement est d'origine structurelle : laissés au repos, ces miels se restructurent et leur viscosité augmente. Cette dernière résulte d'une suspension colloïdale de macromolécules.
Les miels de « bruyère » renferment, entre autres, de l'acide ellagique et de la myricétine.

- Le miel de callune contient de l'acide ellagique, qui a un fort pouvoir antiradicalaire. Cet acide phénolique est aussi réputé exercer une action protectrice sur les fibres d'élastine de la peau.

- Le miel de bruyère renferme de la myricétine, un flavonoïde insoluble dans l'eau, qui est doté de propriétés antioxydantes. La molécule a notamment la capacité de protéger les neurones contre les stress oxydants. Elle est naturellement présente dans des végétaux sous forme d'hétéroside comme la myricitrine. Les noix et le raisin en sont riches.

Châtaignier (*Castanea sativa*)

Le miel de châtaignier est un miel d'été, produit à partir de nectar et de miellat, qui se caractérise par une amertume prononcée et une certaine astringence. Ce miel reste longtemps liquide et sa couleur va de l'ambré au marron : plus la proportion de miellat est importante, plus le miel est sombre. Il présente des sucrosité et acidité faibles. Son odeur est suave et sa saveur est corsée.

Le miel de châtaignier figure parmi les miels les plus riches en composés phénoliques. Il contient une forte proportion d'acide p-coumarique (voir miel d'acacia), mais aussi de l'acide caféique et de la pinocembrine.

- L'acide caféique est un composé organique très répandu dans le monde végétal. La sauge officinale en est particulièrement riche. Cet acide est très bien absorbé au niveau de l'intestin grêle. Il est anti-inflammatoire et a une forte activité antioxydante. Il protège les cellules contre les radicaux libres et a un pouvoir chélateur.
- La pinocembrine est un flavonoïde fortement représenté dans la propolis. Les activités biologiques et pharmacologiques de cette molécule multifonctionnelle sont très étudiées. On s'intéresse en particulier à son potentiel neuroprotecteur.

Lavande (*Lavandula* spp.)

Les lavandes sont très visitées par les abeilles. Les miels d'été qui en sont issus sont très clairs. Le miel de lavande vraie (*Lavandula angustifolia*) est plutôt doré, tandis que celui de lavandin (hybride naturel : *L. angustifolia* × *L. latifolia*) devient blanc après cristallisation. Les miels de lavandin cristallisent plus rapidement et plus finement que ceux de lavande vraie. Ces miels parfumés et modérément acides expriment des saveurs fruitées.

Le miel de lavande renferme, entre autres, de l'acide gallique, de la lutéoline (voir miel de thym) et de l'apigénine.

- L'acide gallique et ses dérivés peuvent être présents dans toutes les parties d'une plante. Il est fortement représenté dans les feuilles de thé. La molécule a des propriétés antioxydantes et anti-inflammatoires. L'action de cet acide phénolique sur l'expression des gènes pro-inflammatoires est une piste thérapeutique exploitée dans le traitement de la polyarthrite rhumatoïde. Un ester de l'acide gallique et du propanol, le gallate de propyle (additif E310), est un antioxydant utilisé contre le rancissement des aliments gras.
- Dans la nature, l'apigénine, un flavonoïde aux propriétés antioxydantes et anti-inflammatoires, se retrouve souvent sous forme hétéroside, comme l'apiine ou l'apigétrine. Le persil est particulièrement riche en apigénine, avec des teneurs supérieures à 5 000 ppm. On trouve également des concentrations importantes de la molécule dans la camomille. L'apigénine est également un antimicrobien, spécialement efficace contre le staphylocoque doré. Par ailleurs, il a été montré que l'apigénine réduit la dégradation du collagène du derme ainsi que la fragilité des capillaires sanguins.

Romarin (*Rosmarinus officinalis*)

Ce miel de printemps, aussi appelé « miel de Narbonne », est d'abord très clair, puis blanc après sa cristallisation rapide et fine. Sa texture demeure néanmoins crémeuse. L'arôme du miel de romarin rappelle des notes végétales. En bouche, ce miel donne naissance à des saveurs légèrement aromatiques mais persistantes. Un abondant nectar est produit par un disque nectarifère situé à la base du pistil de la fleur de romarin.

Le miel de romarin renferme, entre autres, de l'acide férulique et de la chrysine.

- L'acide férulique, que l'on trouve dans de nombreuses graines (avoine, blé…), est anti-inflammatoire, possède une forte activité antioxydante et a des propriétés antimicrobiennes à large spectre. La molécule a des effets irréversibles sur les membranes bactériennes, avec formation de pores entraînant la fuite de substances intracellulaires. L'acide férulique est aussi réputé favoriser la réparation tissulaire au niveau de la peau et combattre le vieillissement cutané.

- La chrysine est naturellement présente dans la propolis et la passiflore. Ce flavonoïde a des propriétés antioxydantes et anti-inflammatoires. On sait que la molécule agit sur diverses cibles moléculaires et module différentes voies de signalisation de l'inflammation.

Sapin (*Abies alba*)

Ce miel d'été, voire d'automne, est le plus connu des miels de miellat. Il est brun foncé et cristallise très lentement. D'un point de vue gustatif, ce miel sirupeux déploie une faible acidité, des arômes résineux et des saveurs balsamiques typiques. Le rapport fructose/glucose est compris entre 1,20 et 1,40. *Cinara pectinatae* (puceron vert) et *Cinara confinis* (puceron noir) sont les principaux producteurs de miellat à l'origine de ce miel. *Cinara confinis* se nourrit aussi sur d'autres espèces de conifères que le sapin. C'est pourquoi, selon l'environnement botanique, le miel de « sapin » intègre également des miellats d'épicéa (*Picea abies*).

Le miel de sapin renferme, entre autres, de l'acide vanillique et de la catéchine.

- L'acide vanillique est une forme oxydée de la vanilline, qui est le composant le plus caractéristique de l'arôme naturel de la vanille. La molécule est soluble dans l'eau et a des activités antioxydantes, chélatrices et anti-inflammatoires. Si l'on trouve de faibles quantités d'acide vanillique dans le vin (moins d'une vingtaine de ppm dans le vin rouge), c'est parce que, lors de sa maturation dans des fûts de chêne, la substance initialement contenue dans le bois se solubilise dans le produit de la vigne.
- La catéchine est un flavonoïde abondant dans les thés vert et noir. La molécule, qui compte de nombreux isomères, est antioxydante et antivirale. Il a été montré que les catéchines inhibent l'attachement du virus de la grippe A (virus *Influenza A*) à la surface de la cellule hôte et altèrent les propriétés physiques de l'enveloppe virale.

Thym (*Thymus* spp.)

Le miel de thym, de couleur jaune-orangé, est produit au printemps. Son arôme est puissant, ses saveurs sont aromatiques et sa cristallisation est rapide. Ses caractéristiques fluctuent suivant les chémotypes de thym qui ont été butinés. On en trouve six dans les garrigues du sud de la France. Le thymol est l'ingrédient actif de l'huile essentielle de thym obtenue à partir des parties aériennes fleuries. Ce monoterpène cyclique possédant une fonction phénol est fortement représenté dans les feuilles de la plante, mais est également présent, certes dans une moindre mesure, dans le nectar floral du thym à thymol. Signalons que l'huile essentielle de thym, dont on connaissait déjà l'effet acaricide contre *Varroa destructor*, se révèle aussi être un antimicrobien capable de réduire les charges bactériennes chez l'abeille infectée.

Le miel de thym renferme, entre autres, de l'acide rosmarinique, de l'acide chlorogénique et de la lutéoline.

- L'acide rosmarinique est caractéristique du miel de thym. Dans d'autres miels, il ne représente que quelques pour-cent de l'ensemble des acides phénoliques. Ce composé phytochimique est l'ester de l'acide caféique et de l'acide α-hydroxy-dihydrocaféique. Il possède des activités antioxydantes, anti-inflammatoires et antimicrobiennes. On lui prête également des vertus protectrices des fonctions cognitives.
- L'acide chlorogénique, que l'on trouve en quantités notables dans les graines de tournesol et le café, a des propriétés antioxydantes, antimicrobiennes et antivirales. On attribue également à la molécule des effets sur la régulation des métabolismes du glucose et des lipides.
- La lutéoline est dotée de propriétés anti-inflammatoires et antimicrobiennes. Le flavonoïde a un effet thérapeutique sur les maladies inflammatoires chroniques de l'intestin et une activité antibactérienne significative vis-à-vis du staphylocoque doré. En outre, des pouvoirs neuroprotecteurs de la molécule ont été mis en évidence.

Tilleul (*Tilia* spp.)

Le miel de tilleul est un miel de début d'été, dont l'arôme mentholé caractéristique ne laisse pas indifférent. Ce miel à faible acidité et de sucrosité moyenne a une saveur florale. Sa cristallisation est lente et irrégulière. Sa coloration, qui va de jaune clair à légèrement ambré, dépend des proportions respectives de nectar et de miellat qu'il contient : un miel obtenu presque exclusivement à partir de nectar de tilleul peut être aussi clair que celui d'acacia ; plus la part de miellat augmente, plus le miel sera foncé. Le parfum puissant dégagé par l'arbre en fleur attire les abeilles dans un large périmètre.

Le miel de tilleul renferme, entre autres, de l'acide protocatéchique et de la galangine.

- L'acide protocatéchique est très représenté dans le thé vert et l'ail, mais on en trouve aussi dans le champignon de Paris. Cet acide phénolique dérivé de l'acide benzoïque agit comme un antifongique dans la peau de certaines espèces d'oignons. Il a des propriétés antibactériennes, antioxydantes et anti-inflammatoires.
- La galangine est un flavonoïde que l'on trouve également dans la propolis. La molécule antioxydante a, en outre, une forte activité bactéricide, même vis-à-vis de bactéries multirésistantes. De plus, ce flavonoïde a un effet sur la contraction des muscles lisses. À concentration élevée, la galangine module les mouvements intracellulaires de calcium ; ce qui agit sur la contraction des muscles lisses.

Tournesol (*Helianthus annuus*)

Le miel de tournesol est un miel d'été d'apparition récente. Les abeilles sont indispensables à la pollinisation de la plante. Ce miel à l'arôme discret et au goût légèrement acidulé cristallise assez rapidement. Sa richesse en caroténoïdes est responsable de sa couleur jaune vif typique à l'état liquide comme à l'état cristallisé.
Le miel de tournesol renferme, entre autres, de l'acide syringique et de la quercétine.

- On trouve de l'acide syringique dans une grande variété de fruits et légumes, tels que olives et dates, dans le vin rouge et les miels de nectar. Le composé phénolique a un fort pouvoir antioxydant et des propriétés antimicrobiennes. Comme l'acide phénolique a montré, chez l'animal, un effet protecteur contre les caries des sillons dentaires, il a été incorporé dans des ciments destinés aux traitements endodontiques. Dans le règne végétal, on sait que l'acide syringique intervient, au niveau de la rhizosphère, dans les interactions entre la plante et la communauté microbienne du sol.
- La quercétine est fortement représentée dans le miel de tournesol. On mesure également des quantités notables du flavonoïde dans la livèche (herbe à Maggi) et dans une moindre mesure dans les oignons. La quercétine et ses dérivés glycosylés, comme la rutine, figurent parmi les flavonoïdes les plus efficaces en termes d'activités antioxydantes. La quercétine est considérée comme un protecteur vasculaire et un anti-inflammatoire à visée gastrique. Par ailleurs, on lui attribue des propriétés antivirales. La molécule est aussi antiallergique de par son inhibition de la dégranulation des mastocytes dans le cadre de la dermatite de contact.

Le miel médical

Ce que des thérapeutes n'avaient osé par prudence, la résistance de bactéries aux antibiotiques, ayant conduit à 12 500 décès en France en 2012, pourrait l'imposer aujourd'hui par nécessité. Le miel décroche là d'inattendus gallons dans le traitement de certaines plaies notamment. Néanmoins, les utilisations thérapeutiques du miel, telles que le traitement par voie topique de pathologies cutanées, ne se font pas avec du miel alimentaire, qui n'est jamais stérile. Elles recourent à du miel médical produit et préparé selon un cahier des charges prédéfini.

Le miel médical est un « dispositif médical » de classe IIb (risque potentiel élevé/important) au même titre que les produits de désinfection des lentilles par exemple (voir annexe VI p. 165).

Qu'est-ce qu'un dispositif médical ?

Un dispositif médical (DM) correspond à tout instrument, appareil, équipement, matière, produit, utilisé seul ou en association à des fins médicales chez l'homme, et dont l'action voulue n'est pas obtenue par des moyens pharmacologiques, immunologiques ou métaboliques. Les DM sont classés en fonction du niveau des risques potentiels liés à leur utilisation. La classification d'un DM est de la responsabilité du fabricant, selon la finalité revendiquée du dispositif.

Les dispositifs médicaux à base de miel sont de qualité pharmaceutique. Ils sont traités aux rayons gamma et respectent des exigences de contrôle qualité et de sécurité sanitaire. La stérilisation « à froid » par irradiation élimine les contaminants microbiens du miel. Toutefois, les rayons gamma, qui sont des radiations ionisantes, peuvent aussi avoir un effet sur les substances environnantes qu'elles peuvent dégrader.

Revamil® (Mélibiotech, Plouagat, France) et Melectis® (Melipharm, Limoges, France) sont deux exemples de miel à usage médical.

Partie VI
À savoir aussi sur le miel

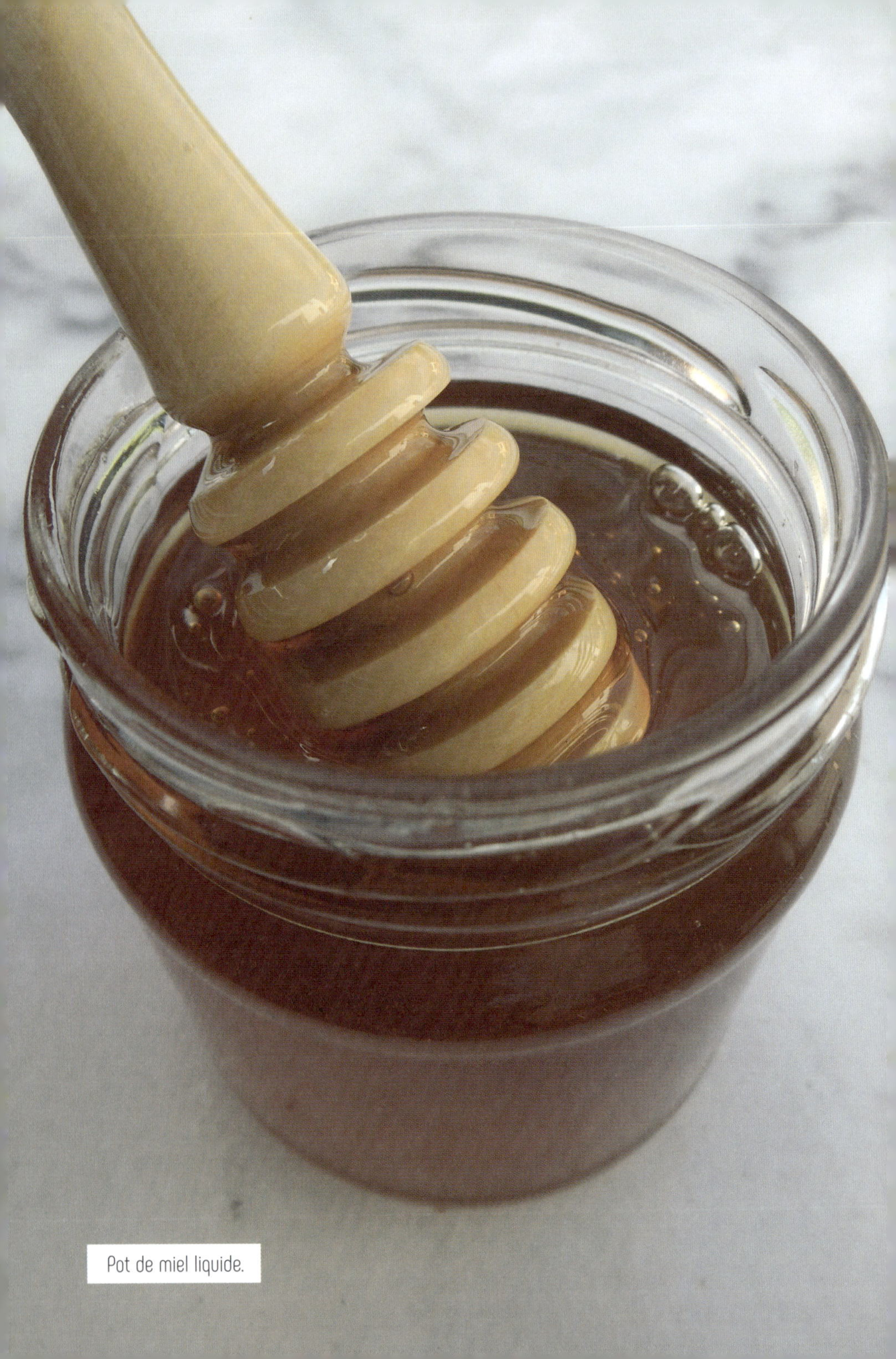

Pot de miel liquide.

La question des allégations

Un apiculteur sincèrement assuré de la qualité de son miel pourrait être tenté de vanter, à l'aide d'allégations, des propriétés qu'il attribue au produit des abeilles. Mais attention, le terme « allégation » est synonyme d'affirmation ou de prétention. Il doit donc être employé à bon escient :

- On peut trouver des allégations nutritionnelles sur certains emballages alimentaires. Une allégation nutritionnelle mentionne un nutriment, par exemple « riche en flavonoïdes ».
- Une allégation de santé établit un lien entre un aliment et l'état de santé. Elle peut aussi indiquer la diminution d'un facteur de risque : par exemple « les flavonoïdes réduisent les risques cardio-vasculaires ». L'allégation de santé ne doit pas comporter de mention thérapeutique indiquant qu'un certain nutriment prévient, traite ou guérit une pathologie : par exemple « manger du miel prévient les risques cardio-vasculaires ».

Les allergies au miel

Dans un univers biologique parfait, le miel ne serait couvert que de vertus, ou presque. Mais le monde réel n'est pas parfait et le potentiel allergénique des miels n'est pas nul…

L'allergie est une expression réactionnelle, parfois paroxysmique, d'un « conflit » entre l'organisme et un élément se trouvant, ici, dans le produit de la ruche. Suivant l'usage qui est fait du miel, il peut agir comme un trophallergène s'il est ingéré, ou comme un allergène de contact s'il est appliqué sur la peau.

Notre système immunitaire a la capacité de reconnaître les corps étrangers qui pénètrent dans l'organisme et de les détruire. L'allergie traduit un dérèglement du système immunitaire, qui se défend contre des substances en apparence inoffensives, les allergènes. Une suspicion d'allergie peut être vérifiée par des tests cutanés (prick-tests) qui consistent à piquer l'épiderme au travers de gouttes contenant les allergènes suspectés. Des dosages d'immunoglobulines E

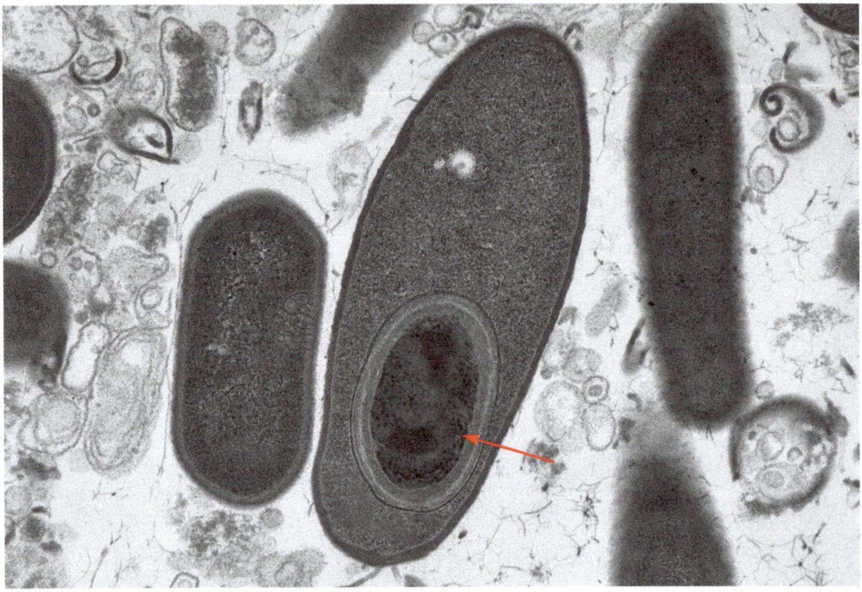

Formation d'une spore (flèche) de *Paenibacillus larvae* (responsable de la loque américaine) pouvant subsister dans le miel autant que celles de *C. botulinum*. Micrographie de microscopie électronique en transmission.

(IgE) spécifiques d'allergènes permettent ensuite de confirmer les résultats des tests cutanés. L'éviction de l'allergène, facile à mettre en œuvre dans le cas du miel, est le meilleur moyen d'éviter les crises et les récidives d'allergie.

On constate que la prévalence de l'allergie au miel est faible chez les allergiques aux hyménoptères. Les allergènes potentiels dans les produits de la ruche peuvent provenir de l'abeille elle-même ainsi que des produits que l'insecte récolte. Mais, dans le cas du miel (contrairement à la gelée royale), c'est l'allergie à certains pollens, tels que ceux de l'armoise, de la camomille et du pissenlit par exemple, qui est prépondérante. En effet, des protéines des pollens présents dans les miels, qui conservent leur potentiel allergène, sont les principales substances incriminées.

Bien que l'allergie au miel ne soit pas fréquente, des observations cliniques ont été publiées dans la littérature médicale internationale. Les symptômes de l'allergie alimentaire à certains miels sont variables : manifestations cutanées, syndromes oraux, troubles digestifs, voire anaphylaxie. Les individus allergiques à des pollens sont les plus susceptibles de développer une réaction. Par ailleurs, la mondialisation du marché du miel accroît clairement le risque, pour une personne prédisposée, d'être exposée à un pollen allergisant. Remarquons cependant qu'une susceptibilité individuelle n'indique pas une toxicité du produit.

Le botulisme infantile

Le botulisme est une maladie provoquée par une toxine produite par la bactérie *Clostridium botulinum* qui forme des spores. En ce qui concerne le miel, le botulisme peut être contracté par voie alimentaire chez le nourrisson immunitairement immature et dont le microbiote digestif est incomplet. Alors que le botulisme d'origine alimentaire est dû à l'ingestion de toxine botulique préformée dans l'aliment contaminé, chez le très jeune enfant la maladie peut provenir de l'ingestion de la bactérie. Comme les spores de *C. botulinum* peuvent persister dans des produits sucrés tels que des sirops ou du miel, on recommande de ne pas donner ces aliments à risque aux nourrissons avant leur sevrage ou, du moins, pas avant l'âge de 1 an.

Notons qu'une forme de botulisme peut être induite par la contamination d'une plaie, d'un furoncle ou d'un abcès à tout âge. La pathogenèse est comparable à celle du tétanos. La description du premier cas date de 1951 et, à ce jour, plusieurs centaines de cas (~ 700) de botulisme par blessure ont été rapportés dans le monde. Mais il faut savoir que le botulisme peut aussi être contracté, et pas seulement par l'enfant, *via* l'ingestion de poussières contenant des spores de *C. botulinum*. Néanmoins, en France, les formes de botulisme infantile ou par blessure sont rares. Entre 1991 et 2009, sept cas de botulisme intestinal de l'enfant ont été déclarés. Trois de ces nourrissons avaient consommé du miel. Le pronostic du botulisme du nourrisson est généralement bon, en l'absence de complications. La mise en garde « ne convient pas aux enfants âgés de moins de 1 an » à propos du miel est donc une mesure de précaution.

Des miels toxiques

Pour élever le miel à sa juste valeur, pour faire ressortir ses vertus, pour l'utiliser avec clairvoyance, il est primordial de connaître et reconnaître ses limites et, parfois comme ci-après, son talon d'Achille. Idéaliser le produit serait contre-productif.

Le miel est effectivement un produit naturel, mais « naturel » n'est pas un gage d'innocuité. Il suffit de se pencher sur le monde des champignons, qui fournit des perles gastronomiques comme les truffes autant que des spécimens indigestes ou toxiques et même mortels, comme l'amanite phalloïde. L'abeille n'est pas en reste de ce côté-là : l'insecte, généralement encensé pour le doux miel qu'il fabrique, produit en même temps un venin qui, suivant les circonstances, peut donner la mort. Même le miel, recherché et mangé depuis la nuit des temps, peut réserver des surprises de ce point de vue. Et ce n'est pas une révélation ! On sait, par exemple, que lors d'une expédition dans le centre du Brésil, l'explorateur et botaniste français Auguste de Saint-Hilaire (1779-1853) et quelques-uns de ses compagnons avaient été empoisonnés par la consommation d'un miel toxique. Et pour cause : les alcaloïdes pyrrolizidiniques (AP) et les grayanotoxines (Gt) sont deux substances naturelles toxiques, très différentes l'une de l'autre, qui peuvent se retrouver dans le miel.

Les alcaloïdes pyrrolizidiniques

Près de 400 plantes biosynthétisant des alcaloïdes pyrrolizidiniques (AP) ont été identifiées à ce jour. Les familles des Astéracées, des Boraginacées et des Fabacées regroupent la majorité de celles-ci, pour la plupart des « mauvaises » herbes. Chez les plantes productrices d'AP, ces molécules jouent un rôle défensif contre les insectes phytophages et autres herbivores. La plupart des AP sont des esters formés entre une nécine et un ou deux acides néciques. Chez certaines plantes visitées par les abeilles, on peut trouver divers alcaloïdes pyrrolizidiniques tels que :

- L'échimidine chez la vipérine (*Echium vulgare*) et la consoude (*Symphytum officinale*) ;
- La lycopsamine chez la bourrache (*Borago officinalis*) et la consoude (*Symphytum officinale*) ;
- La sénécionine chez le séneçon (*Senecio jacobaea*) et la consoude (*Symphytum officinale*).

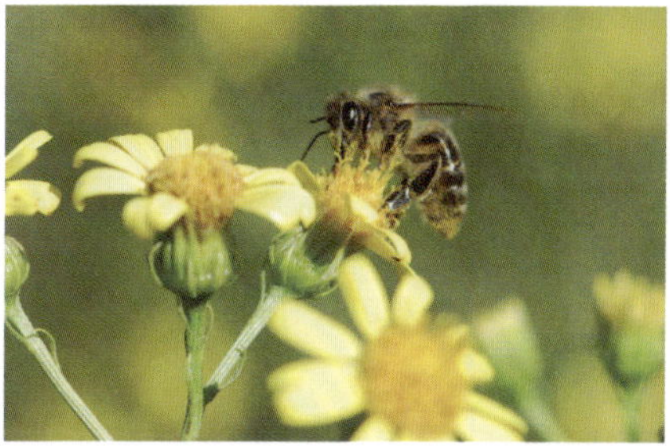

Abeille butinant une fleur de séneçon de Jacob.

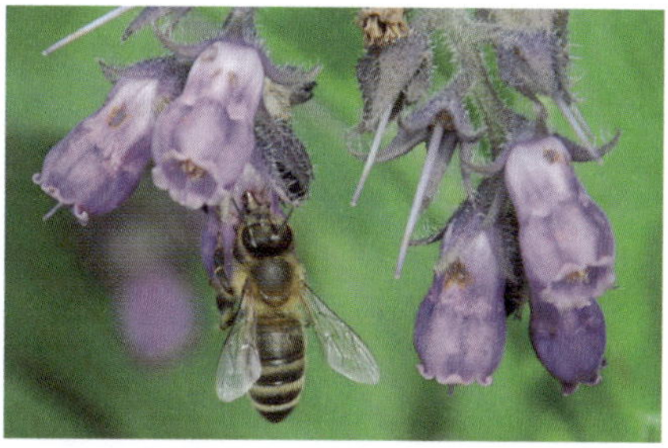

Abeille butinant une fleur de consoude.

De nombreux AP différents (plus de dix parfois) peuvent être présents dans une même espèce végétale.
Il n'existe pas de définition simple et précise des alcaloïdes, qui ont une structure complexe et qui possèdent des activités pharmacologiques significatives. Les propriétés ainsi que la toxicité des plantes à alcaloïdes sont connues depuis fort longtemps. Ces composés azotés issus du métabolisme secondaire des plantes constituent d'ailleurs l'un des plus importants groupes de substances naturelles d'intérêt thérapeutique. Parmi les plantes à alcaloïdes, on compte :

- Le quinquina, qui synthétise de la quinine, aux propriétés antipaludéennes ;
- La belladone, qui renferme de l'atropine, ayant une action myorelaxante ;
- Le pavot, qui produit de la morphine, aux propriétés antalgiques ;
- L'aconit napel, qui est riche en aconitine, une neurotoxine.

Les alcaloïdes pyrrolizidiniques, en revanche, ne présentent aucun intérêt thérapeutique connu. C'est, au contraire, leur toxicité qui les a révélés au grand public. Ces molécules sont métabolisées en dérivés toxiques dans le foie, où elles provoquent des lésions irréversibles avec un effet cumulatif.
Les alcaloïdes pyrrolizidiniques peuvent provoquer des lésions hépatiques chez l'homme et les animaux. Les cas d'intoxication de chevaux par des séneçons (espèces envahissantes) sont de plus en plus fréquents en France. Les AP ne

présentent, par contre, pas de risque biologique direct pour les abeilles adultes. D'un autre côté, les larves d'abeilles y sont plus sensibles. Mais les concentrations en alcaloïdes sont trop faibles dans les gelées nourricières pour que ces dernières soient toxiques pour les immatures.

Les intoxications dues aux alcaloïdes pyrrolizidiniques ne sont pas très courantes chez l'homme. Soulignons que le miel n'est pas la cause principale. Les thés et tisanes constituent de loin les plus importantes sources d'exposition aux AP. Des AP ont également été détectés dans le lait et les œufs. Si l'on évoque souvent le miel en rapport avec les AP, c'est simplement parce qu'il est le seul aliment pour lequel on dispose de suffisamment de données sur la question.

Des mesures ont révélé que les alcaloïdes des grains de pollen présents dans le miel diffusent rapidement du manteau pollinique dans la solution sucrée.

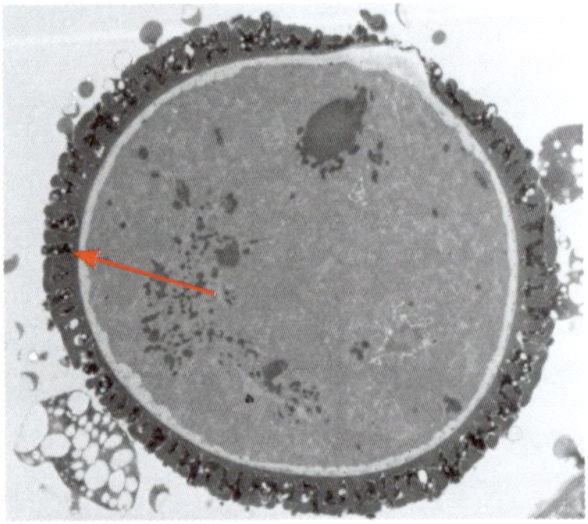

Une substance dénommée « manteau pollinique » (flèche) entoure le grain de pollen. Micrographie de microscopie électronique en transmission.

Toutefois, les risques toxiques liés à des miels renfermant des alcaloïdes pyrrolizidiniques sont heureusement faibles, parce que les concentrations en alcaloïdes y sont très peu élevées : La plupart des miels européens affichent des concentrations en AP inférieures à 50 ppb (µg/kg). Les analyses des miels révèlent que, dans le cas d'une ingestion quotidienne et continue de 20 grammes (2 cuillères à café) d'un même miel de consommation courante, les teneurs en AP sont inférieures à la dose d'exposition pouvant entraîner un syndrome veino-occlusif du foie à long terme. Seuls des miels totalement monofloraux, produits par des abeilles butinant d'importantes quantités de nectar et de pollen de plantes synthétisant des AP, pourraient présenter un risque de toxicité aiguë. Or, les miels réellement monofloraux sont exceptionnels.

Remarquons aussi que l'on ne mange pas constamment le même miel, et que tous ne contiennent pas des AP. Dans des conditions normales de consommation, les quantités ingérées sont insuffisantes pour induire des lésions hépatiques caractéristiques des intoxications aiguës ou chroniques. La vigilance reste cependant de mise chez les enfants, grands consommateurs de miel.

Ajoutons que les miels contiennent depuis toujours des quantités variables d'alcaloïdes pyrrolizidiniques. Si la question des contaminations par des AP est d'actualité, c'est surtout parce que les équipements analytiques modernes permettent de détecter de très faibles concentrations de ces molécules dans les aliments. Cependant, bien que le miel n'ait jamais été associé à un risque sanitaire du fait de sa composition, l'apiculteur doit veiller à ce que les plantes incriminées (riches en AP) ne constituent pas les principales ressources végétales entrant dans sa fabrication.

Les grayanotoxines

En 401 avant l'ère commune, près de Trébizonde, au bord de la mer Noire, des soldats du chef de guerre grec Xénophon furent atteints de vomissements, de diarrhées et de délires après avoir consommé du miel local. Toutefois, aucun militaire ne perdit la vie suite à cette intoxication alimentaire de masse. Selon d'autres récits, anciens et plus récents, évoquant du « miel vénéneux », il apparaît que ces miels étaient produits à partir d'une espèce de rhododendron (*Rhododendron ponticum*), un arbuste de terre acide de la famille des Éricacées, qui produit des substances toxiques appelées « grayanotoxines » (Gt). Une soixantaine, dont certaines sont toxiques pour l'animal et pour l'homme, ont été identifiées. Les Gt sont transportées par la sève élaborée dans toutes les parties de la plante. On peut aussi en trouver dans les grains de pollen. Certains miels, très particuliers, sont la principale source d'intoxication aux Gt.
De nos jours encore, on rapporte épisodiquement des cas d'intoxication par des miels contaminés par des grayanotoxines. Ce sont des métabolites secondaires, des dérivés terpéniques produits par certains genres (pas tous) de la famille des Éricacées. À ce jour, aucun miel produit en France métropolitaine à partir de plantes appartenant à la famille des Éricacées, comme les bruyères, n'a entraîné une déclaration d'intoxication. Mais à l'échelle planétaire, il y a bien des régions où des abeilles peuvent fabriquer du miel toxique à partir de plantes de la famille des Éricacées, telles que :

- Le rhododendron pontique (*Rhododendron ponticum*) ;
- Le laurier des montagnes (*Kalmia latifolia*) ;
- Le bois de rempart (*Agauria salicifolia*).

Le rhododendron pontique est sans doute la principale source de grayanotoxines dans le miel. L'arbuste est très fréquent sur les côtes turques de la mer Noire.

Notons que les miels de rhododendron produits dans l'Hexagone le sont à partir du rhododendron ferrugineux (*Rhododendron ferrugineum*), qui pousse en altitude dans les Pyrénées et les Alpes. C'est un excellent miel, jaune clair au goût légèrement boisé, ne présentant pas la moindre toxicité.

Le laurier des montagnes, originaire d'Amérique du Nord, s'est exporté comme plante ornementale à travers le monde.
Le bois de rempart, une espèce endémique de la zone sud-ouest de l'océan Indien, pousse sur les terres volcaniques. La plante est présente à Madagascar et sur l'île de la Réunion (où des cas d'intoxication ont été diagnostiqués). Ordinairement, les abeilles ne sont pas friandes du bois de rempart. Mais si les ressources habituelles de nectar font défaut, elles peuvent se rabattre sur cette plante. Contrairement au nectar, le miel, plus concentré en Gt, est néfaste pour l'abeille.

Un empoisonnement aigu aux Gt entraîne :
- Hypotension, très souvent ;
- Bradycardie, souvent ;
- Vertiges, parfois ;
- Vomissements ;
- Céphalées.

Ces signes cliniques apparaissent entre quelques minutes et quelques heures après l'ingestion du miel toxique. Aucun cas mortel n'a été déclaré à l'époque moderne (XXe siècle). Les principaux symptômes observés après une intoxication aux Gt sont des troubles cardiaques :
- Les toxines (Gt) stimulent le système nerveux parasympathique ; ce qui engendre un ralentissement du rythme cardiaque.
- Les composés diterpéniques (Gt) augmentent la perméabilité des membranes plasmiques aux ions sodium et entravent la conduction de l'influx nerveux.

Les intoxications accidentelles aux « miels qui rendent fous » sont rares, parce qu'ils ne sont produits que dans deux régions du globe : les régions côtières de la mer Noire (Turquie) et la chaîne montagneuse de l'Himalaya (Népal). Ces miels y sont employés comme des remèdes traditionnels (vertus aphrodisiaques supposées) avec une acceptation de leur toxicité. Même si l'on ne produit pas des miels contaminés par des Gt en France, à l'heure de la mondialisation des échanges commerciaux il est utile de connaître l'existence et les effets des grayanotoxines.

Conclusions sur les miels toxiques

Un risque potentiel ne peut jamais être totalement écarté. Néanmoins, les faits montrent que des intoxications dues à la consommation de miels renfermant l'une ou l'autre toxine (AP ou Gt) sont exceptionnelles, parce que :

- Les concentrations en AP des miels sont faibles ; d'autre part, les miels totalement monofloraux sont rares et les quantités consommées régulièrement sont généralement modérées ;
- Les miels contaminés par des Gt sont rares, car produits dans des zones géographiques spécifiques ; de plus, ils ne sont pas commercialisés.

Une sensibilisation des apiculteurs sur le sujet des miels toxiques est cependant indispensable pour écarter d'éventuels cas d'intoxication. Un apiculteur éclairé se doit d'entretenir le couvert végétal entourant ses ruchers en arrachant ou fauchant les plantes à AP avant leur fructification.

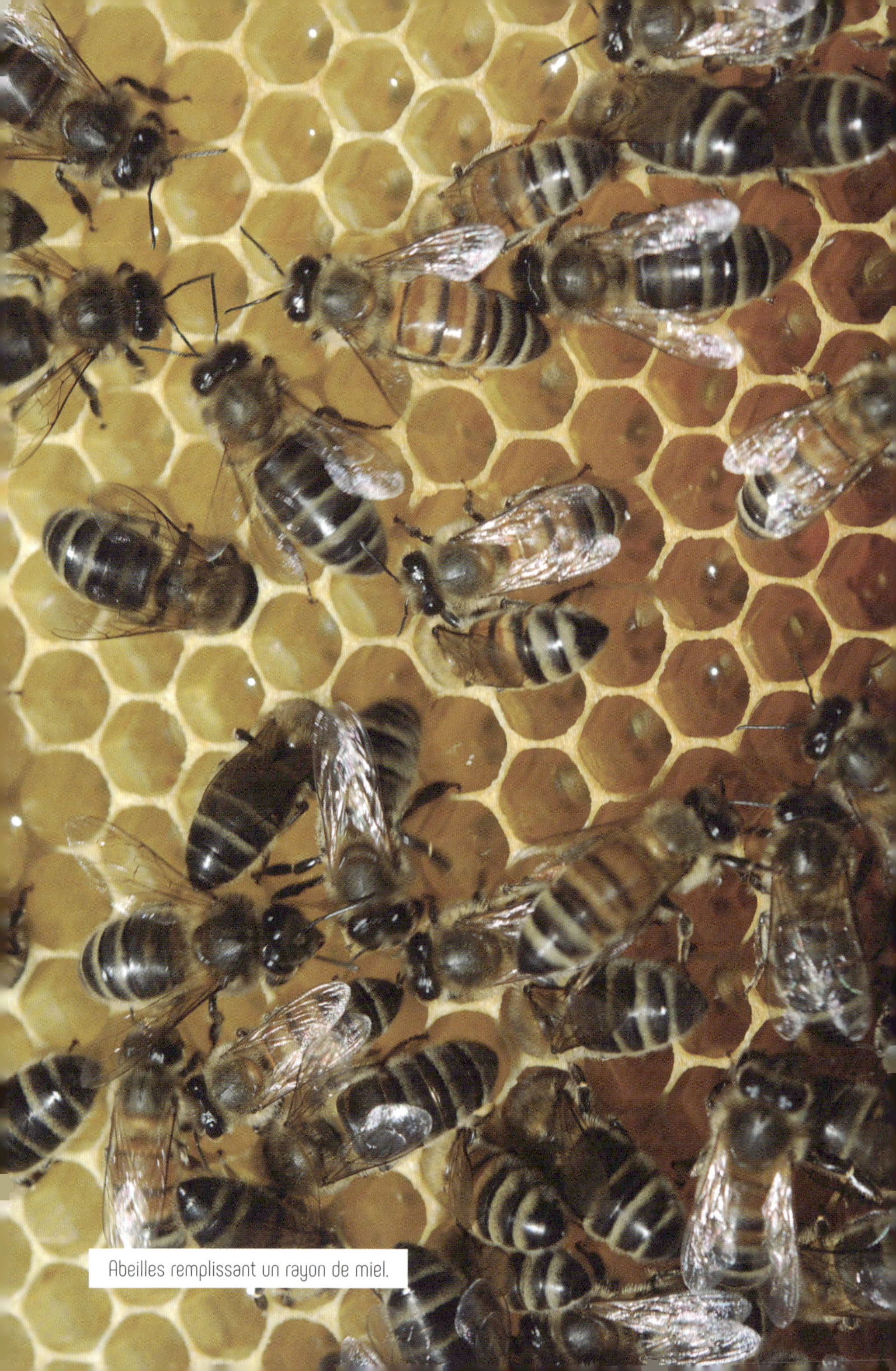

Abeilles remplissant un rayon de miel.

Annexes

Annexe I : Décret miel

Décret n° 2003-587 du 30 juin 2003 pris pour l'application de l'article L. 214-1 du code de la consommation en ce qui concerne le miel.
NOR : ECOC0300045D
Version en vigueur en décembre 2020 (dernière mise à jour des données de ce texte : 25 juillet 2015).

Le Premier ministre,
Sur le rapport du ministre de l'Économie, des Finances et de l'Industrie,
Vu la directive 2001/110/CE du Conseil du 20 décembre 2001 relative au miel ;
Vu le code de la consommation, notamment ses articles L 214-1, L. 214-2 et R. 112-1 à R. 112-33 ;
Vu l'avis de l'Agence française de sécurité sanitaire des aliments en date du 30 octobre 2002 ;
Le Conseil d'État (section des finances) entendu,
décrète :

Article 1
Il est interdit de détenir en vue de la vente ou de la distribution à titre gratuit, de mettre en vente, de vendre ou de distribuer à titre gratuit les produits mentionnés à l'annexe I qui ne répondent pas aux dispositions du présent décret.

Article 2 (modifié par décret n° 2015-902 du 22 juillet 2015 – art. 1)
I. La dénomination « miel » est réservée au produit défini au I de l'annexe I et est utilisée dans le commerce pour désigner ce produit.
II. Les dénominations prévues aux II et III de l'annexe I sont réservées aux produits qui y sont définis et sont utilisées dans le commerce pour les désigner. Toutefois, ces dénominations peuvent être remplacées par la simple dénomination « miel », sauf dans le cas du miel filtré, du miel en rayons, du miel avec morceaux de rayons et du miel destiné à l'industrie.
III. Lorsque du miel destiné à l'industrie a été utilisé comme ingrédient dans une denrée composée, la dénomination « miel » peut être utilisée dans la dénomination du produit composé au lieu de la dénomination « miel destiné à l'industrie ». Toutefois, la dénomination « miel destiné à l'industrie » est utilisée dans la liste des ingrédients.

IV. Le pays ou les pays d'origine où le miel a été récolté sont indiqués sur l'étiquette.
Toutefois, si le miel est originaire de plus d'un État membre de l'Union européenne ou de plus d'un pays tiers, cette indication peut être remplacée par l'une des indications suivantes, selon le cas :
1. « Mélange de miels originaires de l'UE » ;
2. « Mélange de miels non originaires de l'UE » ;
3. « Mélange de miels originaires et non originaires de l'UE ».

Article 3 (modifié par décret n° 2015-902 du 22 juillet 2015 – art. 1)
Le règlement (UE) n° 1169/2011 du Parlement européen et du Conseil du 25 octobre 2011 concernant l'information des consommateurs sur les denrées alimentaires est applicable aux produits qui font l'objet du présent décret dans toutes ses dispositions qui ne sont pas contraires à celui-ci.
En outre :
1. Pour ce qui concerne le miel destiné à l'industrie, les termes : « destiné exclusivement à la cuisson » sont inscrits sur l'étiquette à proximité immédiate de la dénomination du produit ;
2. Sauf pour le miel filtré et le miel destiné à l'industrie, les dénominations de vente peuvent être complétées par des indications ayant trait :
a) À l'origine florale ou végétale, si le produit provient entièrement ou essentiellement de l'origine indiquée et en possède les caractéristiques organoleptiques, physico-chimiques et microscopiques ;
b) À l'origine régionale, territoriale ou topographique, si le produit provient entièrement de l'origine indiquée ;
c) À des critères spécifiques de qualité ;
3. Le miel dont la dénomination comporte des indications ayant trait à une origine florale ou végétale, régionale, territoriale ou topographique, ou des critères spécifiques de qualité, ne peut avoir été additionné de miel filtré ou de miel destiné à l'industrie.
4. Le pollen, en tant que constituant naturel propre au miel, n'est pas considéré comme un ingrédient, au sens du point f du paragraphe 2 de l'article 2 du règlement susmentionné, des produits définis à l'annexe I.

Article 4
Dans le cas du miel filtré et du miel destiné à l'industrie, les récipients pour vrac, les emballages et la documentation commerciale indiquent clairement la dénomination intégrale du produit : « miel filtré » ou « miel destiné à l'industrie ».

Article 5
Les dispositions du présent décret entrent en vigueur le 1er août 2003 et le décret n° 76-717 du 22 juillet 1976 pris pour l'application de la loi du 1er août 1905 sur la répression des fraudes dans la vente des marchandises et des falsifications des denrées alimentaires et des produits agricoles en ce qui concerne le miel est abrogé à compter de la même date.
Pourront toutefois être commercialisés jusqu'à épuisement des stocks les produits satisfaisant aux prescriptions de ce dernier décret et étiquetés avant le 1er août 2004.

Article 6
Le garde des Sceaux, ministre de la Justice, le ministre de l'Économie, des Finances et de l'Industrie, le ministre de la Santé, de la Famille et des Personnes handicapées, le ministre de l'Agriculture, de l'Alimentation, de la Pêche et des Affaires rurales et le secrétaire d'État aux Petites et Moyennes Entreprises, au Commerce, à l'Artisanat, aux Professions libérales et à la Consommation sont chargés, chacun en ce qui le concerne, de l'exécution du présent décret, qui sera publié au *Journal officiel de la République française*.

Annexe I (modifiée par décret n° 2015-902 du 22 juillet 2015 – art. 1)
Dénominations, descriptions et définitions des produits

I. Au sens du présent décret, le miel est la substance sucrée naturelle produite par les abeilles de l'espèce *Apis mellifera* à partir du nectar de plantes ou des sécrétions provenant de parties vivantes des plantes ou des excrétions laissées sur celles-ci par des insectes suceurs, qu'elles butinent, transforment, en les combinant avec des matières spécifiques propres, déposent, déshydratent, entreposent et laissent mûrir dans les rayons de la ruche. À l'exception du miel filtré, aucun pollen ni aucun autre constituant propre au miel ne doit être retiré, sauf si cela est inévitable lors de l'élimination de matières organiques et inorganiques étrangères.
II. Les principales variétés de miel sont les suivantes :
1. En fonction de l'origine :
a) Miel de fleurs ou miel de nectars : le miel obtenu à partir des nectars de plantes ;
b) Miel de miellat : le miel obtenu essentiellement à partir des excrétions laissées sur les parties vivantes des plantes par des insectes suceurs (hémiptères) ou à partir des sécrétions provenant de parties vivantes de plantes ;
2. En fonction du mode de production et/ou de présentation :

a) Miel en rayons : le miel emmagasiné par les abeilles dans les alvéoles operculés de rayons fraîchement construits par elles-mêmes ou de fines feuilles de cire gaufrées réalisées uniquement en cire d'abeille, ne contenant pas de couvain, et vendu en rayons, entiers ou non ;
b) Miel avec morceaux de rayons : le miel qui contient un ou plusieurs morceaux de miel en rayons ;
c) Miel égoutté : le miel obtenu par égouttage des rayons désoperculés ne contenant pas de couvain ;
d) Miel centrifugé : le miel obtenu par centrifugation des rayons désoperculés ne contenant pas de couvain ;
e) Miel pressé : le miel obtenu par pressage des rayons ne contenant pas de couvain, avec ou sans chauffage modéré de 45 °C au maximum ;
f) Miel filtré : le miel obtenu par l'élimination de matières étrangères inorganiques ou organiques d'une manière qui a pour résultat l'élimination de quantités significatives de pollen.
III. Le miel destiné à l'industrie est le miel qui peut être utilisé à des fins industrielles ou en tant qu'ingrédient dans d'autres denrées alimentaires destinées à être transformées et peut présenter un goût étranger ou une odeur étrangère ou avoir commencé à fermenter ou avoir fermenté ou avoir été surchauffé.

Annexe II
Caractéristiques de composition des miels

Le miel consiste essentiellement en différents sucres mais surtout en fructose et en glucose, ainsi qu'en autres substances, telles que des acides organiques, des enzymes et des particules solides provenant de la récolte du miel. La couleur du miel peut aller d'une teinte presque incolore au brun sombre. Il peut avoir une consistance fluide, épaisse ou cristallisée en partie ou en totalité. Le goût et l'arôme varient mais dépendent de l'origine végétale.
Le miel, lorsqu'il est commercialisé comme tel ou quand il est utilisé dans un produit quelconque destiné à la consommation humaine, ne doit avoir fait l'objet d'aucune addition de produits alimentaires, y compris les additifs alimentaires, ni d'aucune addition autre que du miel. Le miel doit, dans toute la mesure possible, être exempt de matières organiques et inorganiques étrangères à sa composition. Il ne doit pas, sous réserve du III de l'annexe I, présenter de goût étranger ou d'odeur étrangère ni avoir commencé à fermenter, ni présenter une acidité modifiée artificiellement, ni avoir été chauffé de manière que les enzymes naturelles soient détruites ou considérablement inactivées.

Lorsqu'il est commercialisé comme tel ou utilisé dans un produit quelconque destiné à la consommation humaine, le miel doit répondre aux caractéristiques de composition suivantes :

1. **Teneur en sucres** :
1.1. Teneur en fructose et en glucose (total des deux) :
– Miel de fleurs, pas moins de 60 g/100 g ;
– Miel de miellat, mélange de miel de miellat avec du miel de fleurs, pas moins de 45 g/100 g ;
1.2. Teneur en saccharose :
– En général, pas plus de 5 g/100 g ;
– Faux acacia (*Robinia pseudoacacia*), luzerne (*Medicago sativa*), banksie de Menzies (*Banksia menziesii*), hedysaron (*Hedysarum*), eucalyptus rouge (*Eucalyptus camaldulensis*), *Eucryphia lucida*, *Eucryphia milliganii*, agrumes spp., pas plus de 10 g/100 g ;
– Lavande (*Lavandula* spp.), bourrache (*Borago officinalis*), pas plus de 15 g/100 g.

2. **Teneur en eau** :
– En général, pas plus de 20 % ;
– Miel de bruyère (*Calluna*) et miel destiné à l'industrie en général, pas plus de 23 % ;
– Miel de bruyère (*Calluna*) destiné à l'industrie, pas plus de 25 %.

3. **Teneur en matières insolubles dans l'eau** :
– En général, pas plus de 0,1 g/100 g ;
– Miel pressé, pas plus de 0,5 g/100 g.

4. **Conductivité électrique** :
– Miel non énuméré ci-dessous et mélanges de ces miels, pas plus de 0,8 mS/cm ;
– Miel de miellat et miel de châtaignier et mélanges de ces miels, à l'exception des mélanges avec les miels énumérés ci-dessous, pas moins de 0,8 mS/cm ;
– Exceptions : arbousier (*Arbutus unedo*), bruyère cendrée (*Erica*), eucalyptus, tilleul (*Tilia* spp.), bruyère commune (*Calluna vulgaris*), manuka ou *jelly bush* (*Leptospermum*), théier (*Melaleuca* spp.).

5. **Acides libres** :
– En général, pas plus de 50 milliéquivalents d'acides par kg ;
– Miel destiné à l'industrie, pas plus de 80 milliéquivalents d'acides par kg.

6. **Indice diastasique et teneur en hydroxyméthylfurfural (HMF), déterminés après traitement et mélange** :
a) Indice diastasique (échelle de Schade) :
– En général, à l'exception du miel destiné à l'industrie, pas moins de 8 ;
– Miels ayant une faible teneur naturelle en enzymes (par exemple, miels d'agrumes) et une teneur en HMF non supérieure à 15 mg/kg, pas moins de 3.
b) HMF :
– En général, à l'exception du miel destiné à l'industrie, pas plus de 40 mg/kg, sous réserve des dispositions visées au point a, deuxième tiret ;
– Miel d'origine déclarée en provenance de régions ayant un climat tropical et mélanges de ces miels, pas plus de 80 mg/kg.

Par le Premier ministre :
Jean-Pierre Raffarin

Le ministre de l'Économie,
des Finances et de l'Industrie,
Francis Mer

Le garde des Sceaux,
ministre de la Justice,
Dominique Perben

Le ministre de la Santé,
de la Famille et des Personnes handicapées,
Jean-François Mattei

Le ministre de l'Agriculture,
de l'Alimentation, de la Pêche
et des Affaires rurales,
Hervé Gaymard

Le secrétaire d'État
aux Petites et Moyennes Entreprises,
au Commerce, à l'Artisanat,
aux Professions libérales
et à la Consommation,
Renaud Dutreil

Annexe II : Les sucres dans les miels

Le suffixe « ose » est un classificateur chimique indiquant qu'il s'agit d'un glucide.
Les oses ou monosaccharides (anglicisme) sont des aldéhydes ou des cétones polyhydroxylés. Le terme « hexose » désigne un sucre non hydrolysable comportant six atomes de carbone et un groupement carbonyle. Le fructose et le glucose sont deux hexoses courants :

- Fructose : cétohexose (la fonction carbonyle est sous forme de cétone), de formule $C_6H_{12}O_6$.
- Glucose : aldohexose (la fonction carbonyle est sous forme d'un aldéhyde), de formule $C_6H_{12}O_6$.

Un ose réducteur est susceptible de céder un ou plusieurs électrons (e^-) lors d'une réaction d'oxydoréduction :

$$\text{Ose} \rightarrow \text{produit d'oxydation} + n\ e^-$$

A contrario, un oxydant est une espèce chimique susceptible de capter un ou plusieurs électrons. Selon le sens du transfert des électrons, on distingue deux types de réactions : la réduction et l'oxydation. La réduction est un gain d'électrons, tandis que l'oxydation est une libération d'électrons.

Il existe des oses à l'état libre dans les tissus végétaux et animaux, mais généralement on les retrouve sous forme :

- Holoside : Forme condensée avec d'autres oses seulement ;
- Diholoside : La combinaison de 2 oses lors d'une réaction de synthèse conduit à l'union de 2 groupements hydroxyles avec perte d'une molécule d'eau ; ainsi, glucose ($C_6H_{12}O_6$) + fructose ($C_6H_{12}O_6$) = saccharose ($C_{12}H_{22}O_{11}$) ;
- Oligoholoside ou oligoside : Oligomère formé de 3 (triholoside) à 10 oses ;
- Homodiholoside : Diholoside ne contenant qu'une sorte d'oses, comme le maltose ;
- Polyholoside ou polyoside : Molécule composée de plus de 10 sucres polymérisés (et jusqu'à plusieurs milliers), comme l'amidon, le glycogène ou la cellulose ;

- Hétéroside ou glycoside : Association avec d'autres molécules non glucidiques.

On appelle « liaison osidique » (ou glycosidique) la liaison entre deux oses ou avec une partie aglycone.
L'hydrolyse d'un oside libère donc au minimum deux oses, ou un ose et une partie aglycone.

Les miels contiennent en moyenne :
- Fructose (~ 37 % m)
- Glucose (~ 30 % m)
- Maltose (~ 8 % m)
- Saccharose (~ 2 % m)

Mais le spectre complet des sucres des miels varie selon la source des nectars et/ou des miellats. Il est aussi influencé par les enzymes que l'abeille ajoute aux produits butinés. Ci-après sont listés des diholosides et triholosides pouvant être trouvés dans les miels et quelques-unes de leurs caractéristiques.

Diholosides (classement alphabétique) :
- Gentiobiose ou amygdalose : Sucre réducteur composé de deux unités de glucose ; présent dans de nombreux miels ; dans la nature, on ne trouve pas de gentiobiose libre, mais plutôt des formes hétérosides, comme l'amygdaline, une substance toxique présente dans les noyaux de certaines drupes (cerise, abricot…) ;
- Isomaltose : Homodiholoside réducteur composé de deux unités de glucose ; présent dans de nombreux miels ; l'isomaltose a une structure similaire à celle du maltose, mais avec un type de liaison osidique différent ;
- Isomaltulose ou palatinose : Isomère du saccharose et du turanose ; l'isomaltulose est cependant moins soluble que le saccharose ;
- Kojibiose : Sucre réducteur composé de deux unités de glucose ; présent dans les miels de bruyère et de callune ;
- Laminaribiose : Sucre composé de deux unités de glucose ; ce diholoside a été isolé à partir des aiguilles de pin ;
- Maltose : Diholoside réducteur composé de deux unités de glucose ; tous les miels contiennent du maltose ; l'abeille et l'humain ont la capacité de le digérer ;
- Nigérose : Sucre réducteur composé de deux unités de glucose ;
- Saccharose : Sucre non réducteur composé d'une unité de fructose et d'une unité de glucose ;
- Tréhalose : Diholoside composé de deux unités de glucose ; présent en petite quantité dans les miels, notamment dans les miels de sapin ;

- Turanose : Isomère du saccharose ; c'est un sucre typique et quasiment exclusif des miels.

Triholosides (classement alphabétique) :
- Erlose : Sucre composé d'une unité de fructose et de deux unités de glucose, notamment présent dans les miels d'acacia ;
- Maltotriose : Triholoside composé de trois unités de glucose ;
- Mélézitose : Sucre composé d'une unité de fructose et de deux unités de glucose, présent dans des dépôts cristallins exsudés par le mélèze ; c'est un constituant mineur du miel que l'on retrouve en particulier dans les miels de sapin ;
- Raffinose : Triholoside composé d'une unité de galactose, d'une unité de glucose et d'une unité de fructose ; le raffinose n'est pas un sucre réducteur ; les humains (et les animaux monogastriques), ne possédant pas l'enzyme α-galactosidase, ne digèrent pas cet oligoside qui peut engendrer des flatulences.

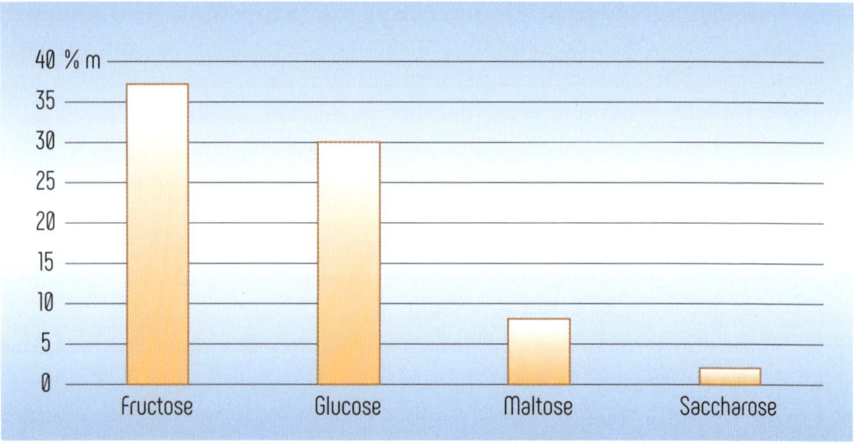

Proportions moyennes des principaux sucres contenus dans les miels.

Annexe III : Notions sur les composés phénoliques

Les composés phénoliques constituent une famille de molécules organiques issues d'un métabolisme d'adaptation des plantes à leur environnement. Ces molécules de défense et de protection, exclusivement synthétisées dans le règne végétal, sont très diversifiées. Les composés phénoliques ont en commun de posséder un ou plusieurs noyaux phénoliques portant, pour la plupart, un ou plusieurs groupes hydroxyles. Les groupes hydroxyles (-OH) peuvent être substitués par différentes fonctions chimiques et des sucres.

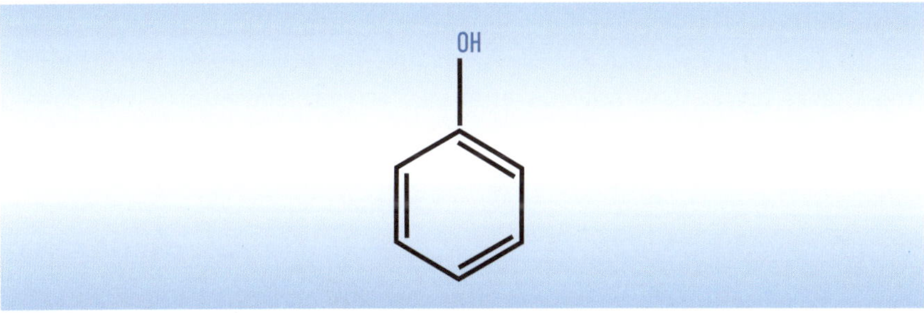

Noyau phénolique de base des composés phénoliques.

Les polyphénols se répartissent dans plusieurs classes en fonction du type de structure rattachée au noyau phénolique de base. Ce vaste ensemble de substances chimiques va de molécules simples jusqu'à des composés hautement polymérisés comme les tanins. L'acide caféique, l'acide férulique et l'acide gallique sont des exemples de composés phénoliques contenus dans des plantes médicinales. En phytochimie, on entend généralement par « acides phénoliques » des groupes de dérivés qui sont :

- Soit de type benzoïque (dérivent de l'acide benzoïque) ;
- Soit de type cinnamique (dérivent de l'acide cinnamique).

Les acides phénoliques sont souvent estérifiés ; ce qui réduit fortement leur absorption dans l'intestin grêle. En revanche, les micro-organismes du microbiote intestinal peuvent les hydrolyser.

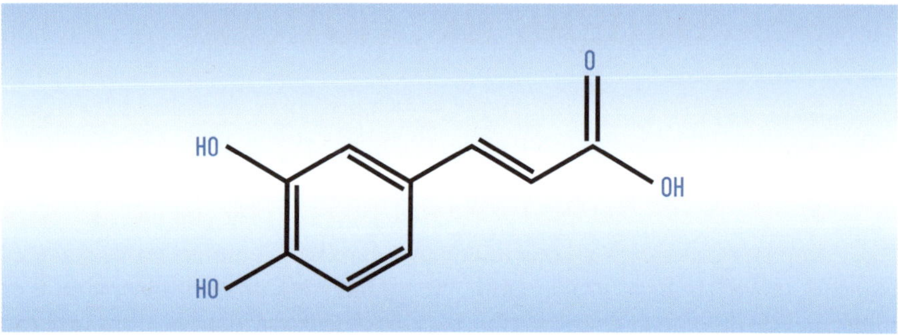

Exemple d'acide phénolique : l'acide caféique.

Le terme « flavonoïdes » dérive de *flavus* (« jaune » en latin) et porte le suffixe « -oïde » pour donner le sens de « ressemblant à ». Ce nom générique désigne donc un groupe de pigments polyphénoliques. Les flavonoïdes, qui ont tous une origine biosynthétique commune, possèdent un même squelette de 15 atomes de carbone. Cette structure de base (C6-C3-C6) est constituée de deux unités aromatiques (cycles C6, notés A et B sur la figure suivante) reliées par un chaînon propyle C3 pouvant être complété par une fonction éther et formant ainsi un cycle central (cycle C3, noté C sur la figure suivante).

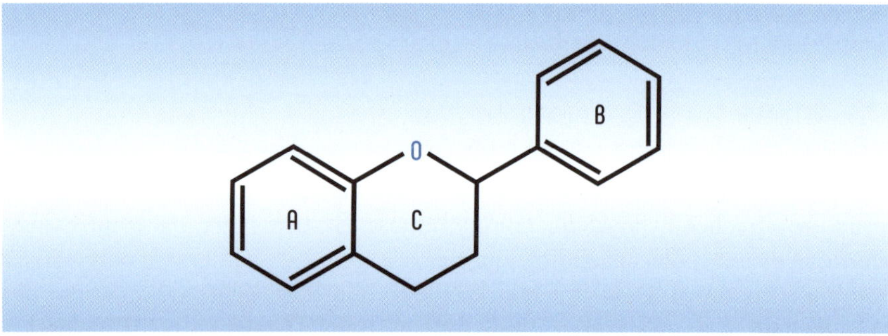

Structure de base des flavonoïdes.

La dénomination « flavonoïde » est réservée aux molécules se présentant sous forme de monomère ou d'oligomère. Les formes polymères sont appelées des « tanins ». Les flavonoïdes existent à l'état libre (aglycones) ou, le plus souvent, sous forme d'hétérosides. Ils sont subdivisés en différentes sous-classes selon le degré d'oxydation et d'insaturation du cycle C3. On distingue ainsi des flavones, des flavonols, des anthocyanes, des chalcones, etc.

Les phénols libres sont solubles dans les solvants organiques polaires tels que l'alcool. Ils peuvent être extraits par des solutions hydro-alcooliques. Mais les flavonoïdes à l'état naturel se trouvent très souvent sous forme d'hétéroside : une ou plusieurs de leurs fonctions phénol sont alors glycosylées. Les hétérosides sont solubles dans l'eau.
Les flavonoïdes présents dans les aliments résistent généralement au pH acide de l'estomac. Les aglycones sont absorbés au niveau de l'intestin grêle. Les polyphénols présents dans les aliments sous forme d'ester, d'hétéroside ou de polymère doivent être hydrolysés par des enzymes ou la microflore intestinale avant de pouvoir être absorbés sous forme d'aglycone.

Notons que des flavonols tels que la quercétine, et des acides hydroxycinnamiques tels que l'acide caféique et l'acide férulique ont des propriétés antioxydantes nettement supérieures à l'acide ascorbique (vitamine C).

Le test ORAC (Oxygen Radical Absorbance Capacity) est une méthode de laboratoire qui tente de mesurer l'activité antioxydante d'un aliment. Plus l'indice ORAC est élevé, plus le pouvoir antioxydant de l'aliment est grand. L'indice ORAC des miels foncés est comparable à celui de certains fruits et légumes (raisin, brocoli). Cet indice se mesure en unités : 1 unité ORAC correspond à l'activité antioxydante de 1 micromole de Trolox. « Trolox » est l'abréviation de l'antioxydant de référence (un analogue de la vitamine E soluble dans l'eau) pour les mesures ORAC, qui s'expriment en micromole équivalent Trolox pour 100 grammes d'aliment (µmol TE/100 g). Le nombre d'unités ORAC dépend donc de la quantité consommée de l'aliment considéré. L'indice ORAC, obtenu *in vitro*, est toutefois controversé pour la détermination des effets bénéfiques des aliments riches en polyphénols sur la santé humaine. La valeur ORAC des miels peut varier d'un facteur 10 : entre un miel d'acacia et un miel d'arbousier, par exemple.
L'évaluation du contenu en composés phénoliques (dosage des polyphénols) peut aussi se faire à partir d'une gamme étalon avec un polyphénol témoin tel que l'acide gallique : dans ce cas la mesure s'exprime en quantité (masse) d'équivalent acide gallique par unité de masse ou de volume.

Annexe IV : Notions sur les composés terpéniques

Les composés terpéniques sont des dérivés de l'isoprène C_5H_8. Bien qu'ils soient surtout d'origine végétale, quelques-uns, comme le cholestérol, sont synthétisés par des espèces animales. Suivant le nombre d'unités d'isoprène, on distingue :

- Les monoterpènes en C_{10} ($C_{10}H_{16}$), qui comptent deux unités de base (C_5H_8), comme le menthol et le géraniol ; ils sont fortement représentés dans les huiles essentielles ;
- Les sesquiterpènes en C_{15}, qui comptent trois unités de base, comme l'humulène du houblon ; ils sont également présents dans les huiles essentielles ;
- Les diterpènes en C_{20}, qui comptent quatre unités de base, comme le rétinol (vitamine A) ; on en retrouve beaucoup dans les résines des conifères ;
- Les triterpènes en C_{30}, qui comptent six unités de base, comme l'ergostérol, qui joue, dans les membranes des cellules fongiques, le même rôle que le cholestérol dans les membranes des cellules animales ; les phytostérols appartiennent à cette catégorie ;
- Les tétraterpènes en C_{40}, qui comptent huit unités de base, comme le β-carotène ; ces pigments sont synthétisés par les plantes terrestres.

Les caroténoïdes sont des composés tétraterpéniques. Ils sont synthétisés par des végétaux et des micro-algues. Les animaux n'ont pas la capacité de les synthétiser, mais ils peuvent les accumuler dans leurs tissus après les avoir ingérés. Le cas du flamant rose en est une démonstration patente : de minuscules algues roses colorent de petites crevettes qui transfèrent le pigment à l'échassier qui les consomme. Les caroténoïdes sont des antioxydants lipophiles. Ils ont la capacité de prévenir la peroxydation lipidique des membranes cellulaires. 600 caroténoïdes ont été identifiés dans la nature, et l'on retrouve une cinquantaine de ces molécules dans l'alimentation humaine.

Les caroténoïdes, qui sont des molécules à longues chaînes carbonées apolaires, regroupent :

- Les carotènes, comme le lycopène (acyclique) et le β-carotène (deux cycles), qui sont des hydrocarbures non oxygénés de formule $C_{40}H_{56}$;
- Les xanthophylles, comme la lutéine, qui sont des formes oxydées des carotènes.

Le lycopène confère une couleur rouge et la lutéine une teinte jaune aux organismes qui les contiennent.

D'un point de vue physiologique, on classe les caroténoïdes en 2 catégories :

- Les composés précurseurs du rétinol (vitamine A), comme l'α-carotène et le β-carotène ;
- Les composés non précurseurs du rétinol, comme le lycopène et la lutéine.

Annexe V : Une enzyme, ça marche comment ?

Une enzyme est une protéine (molécule biologique) qui accélère une réaction biochimique sans intervenir dans le bilan de la réaction. On dit d'une enzyme que c'est un biocatalyseur parce que c'est une protéine (bio) et parce qu'elle accélère la réaction chimique (catalyseur). De plus, c'est une protéine soluble dans l'eau, qui agit à très faible concentration et reste intacte (le plus souvent) après la réaction. L'enzyme abaisse l'énergie d'action nécessaire à une transformation chimique donnée et accélère de ce fait la réaction.

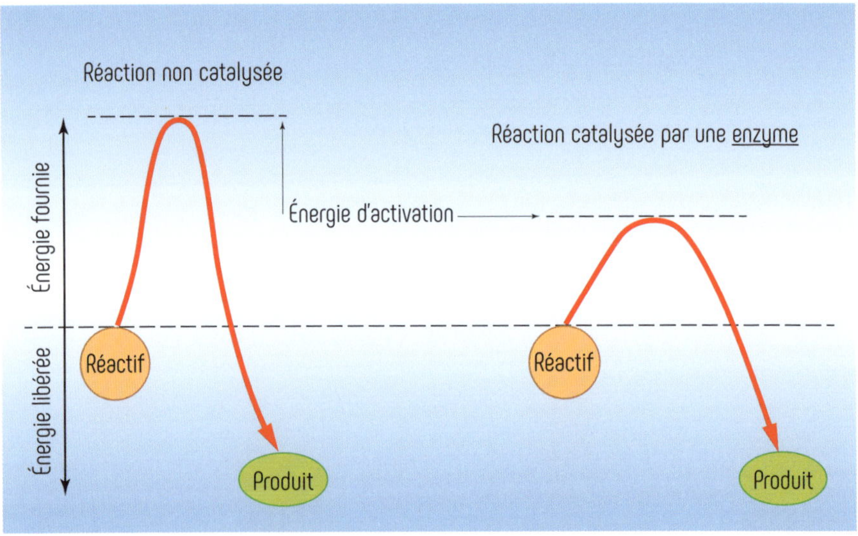

Schématisation de l'effet d'une enzyme sur l'énergie d'activation d'une réaction.

En 1894, Emil Fischer (1852-1919), prix Nobel de chimie en 1902, avait émis le concept de la clé et de la serrure pour décrire l'interaction d'une enzyme avec son substrat. Le site actif de l'enzyme est composé d'un site de reconnaissance et d'un site catalytique.

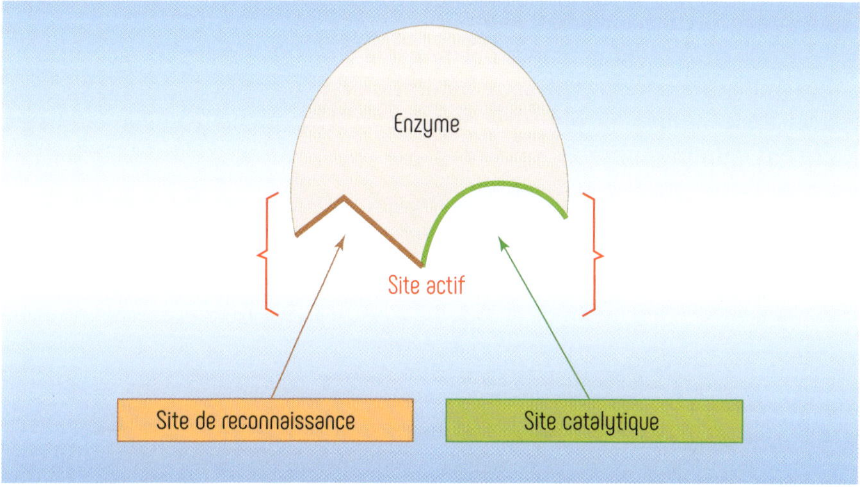

Illustration montrant les deux fonctions du site actif d'une enzyme.

Une enzyme possède une double spécificité :

- Elle ne transforme qu'un seul type de molécule : c'est ce que l'on appelle la « spécificité de substrat » (molécule sur laquelle agit l'enzyme) ; ainsi, la glucose oxydase agit uniquement sur le glucose et pas sur le fructose ;
- Elle catalyse un seul type de réaction enzymatique : c'est ce que l'on appelle la « spécificité d'action ».

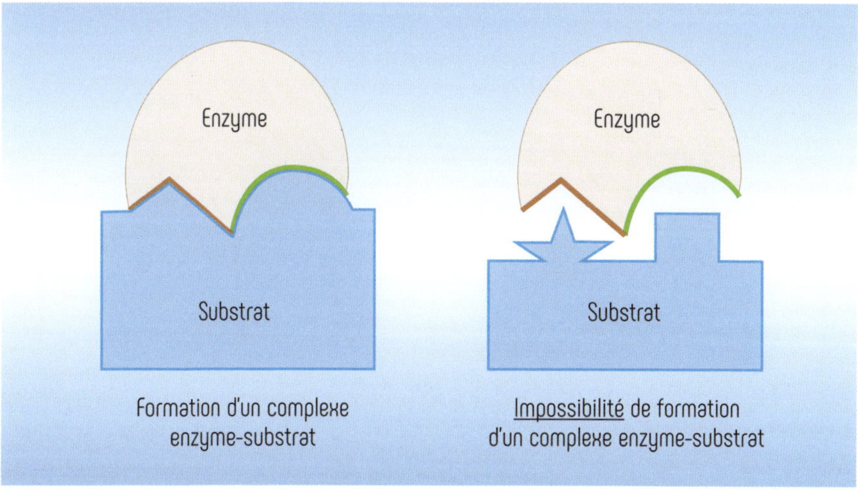

Schématisation de la spécificité de substrat d'une enzyme.

Autres particularités enzymatiques :

- Une fois que le produit d'une enzyme est libéré, il peut se lier à une deuxième enzyme qui catalysera une autre modification ;
- Des températures ou pH inadaptés peuvent dénaturer l'enzyme et altérer, parfois définitivement, sa fonction.

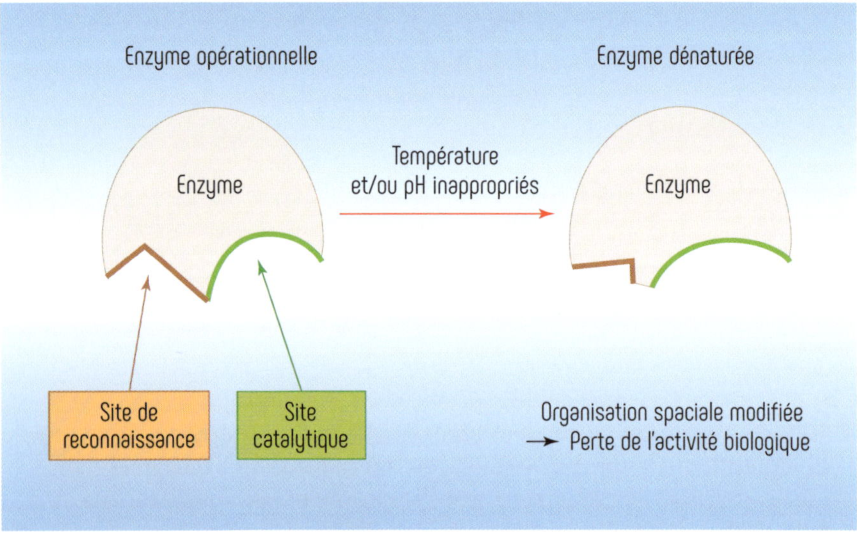

Une dénaturation de l'enzyme altère sa fonction.

Annexe VI : Règlement relatif aux dispositifs médicaux

Extraits, **en rapport avec le miel**, du règlement relatif aux dispositifs médicaux :

Règlement (UE) 2017/745 du Parlement européen et du Conseil du 5 avril 2017 relatif aux dispositifs médicaux, modifiant la directive 2001/83/CE, le règlement (CE) n° 178/2002 et le règlement (CE) n° 1223/2009, et abrogeant les directives du Conseil 90/385/CEE et 93/42/CEE.

Classification des dispositifs :
Les dispositifs sont répartis en classe I, classe IIa, classe IIb et classe III en fonction de la destination des dispositifs et des risques qui leur sont inhérents. La classification est effectuée conformément à l'annexe VIII.

Annexe VIII : Règles de classification

Chapitre I : Définitions spécifiques pour les règles de classification
1. Durée d'utilisation
1.1. « Temporaire » signifie normalement destiné à une utilisation en continu pendant moins de soixante minutes.
1.2. « À court terme » signifie normalement destiné à une utilisation en continu entre soixante minutes et trente jours.
1.3. « À long terme » signifie normalement destiné à une utilisation en continu pendant plus de trente jours.
2. Dispositifs invasifs et actifs
2.4. On entend par « dispositif actif thérapeutique » tout dispositif actif utilisé, soit seul soit en combinaison avec d'autres dispositifs, pour soutenir, modifier, remplacer ou restaurer des fonctions ou des structures biologiques en vue de traiter ou de soulager une maladie, une blessure ou une infirmité.
2.8. On entend par « peau ou muqueuse lésée » une peau ou une muqueuse présentant une altération pathologique ou consécutive à une maladie ou à une blessure.

Chapitre II : Règles d'application
3.1. Les règles de classification s'appliquent en fonction de la destination des dispositifs.
3.2. Si le dispositif en question est destiné à être utilisé en combinaison avec un autre dispositif, les règles de classification s'appliquent séparément à chacun des dispositifs. Les accessoires d'un dispositif médical et d'un produit énuméré à l'annexe XVI sont classés en soi, indépendamment des dispositifs avec lesquels ils sont utilisés.
3.3. Le logiciel commandant un dispositif ou agissant sur son utilisation relève de la même classe que le dispositif.

Chapitre III : Règles de classification
4. Dispositifs non invasifs
4.1. Règle 1
Tous les dispositifs non invasifs relèvent de la classe I, sauf si l'une des règles ci-après s'applique.
4.4. Règle 4
Tous les dispositifs non invasifs qui entrent en contact avec de la peau ou de la muqueuse lésée :
- Relèvent de la classe I s'ils sont destinés à être utilisés comme barrière mécanique, pour la compression ou pour l'absorption des exsudats ;
- Relèvent de la classe IIb s'ils sont destinés à être utilisés principalement pour des plaies comportant une destruction du derme ou de la muqueuse et ne pouvant se cicatriser que par deuxième intention ;
- Relèvent de la classe IIa s'ils sont destinés principalement à agir sur le micro-environnement de la peau ou muqueuse lésée ; et
- Relèvent de la classe IIa dans tous les autres cas.

La présente règle s'applique également aux dispositifs invasifs qui entrent en contact avec une muqueuse lésée.

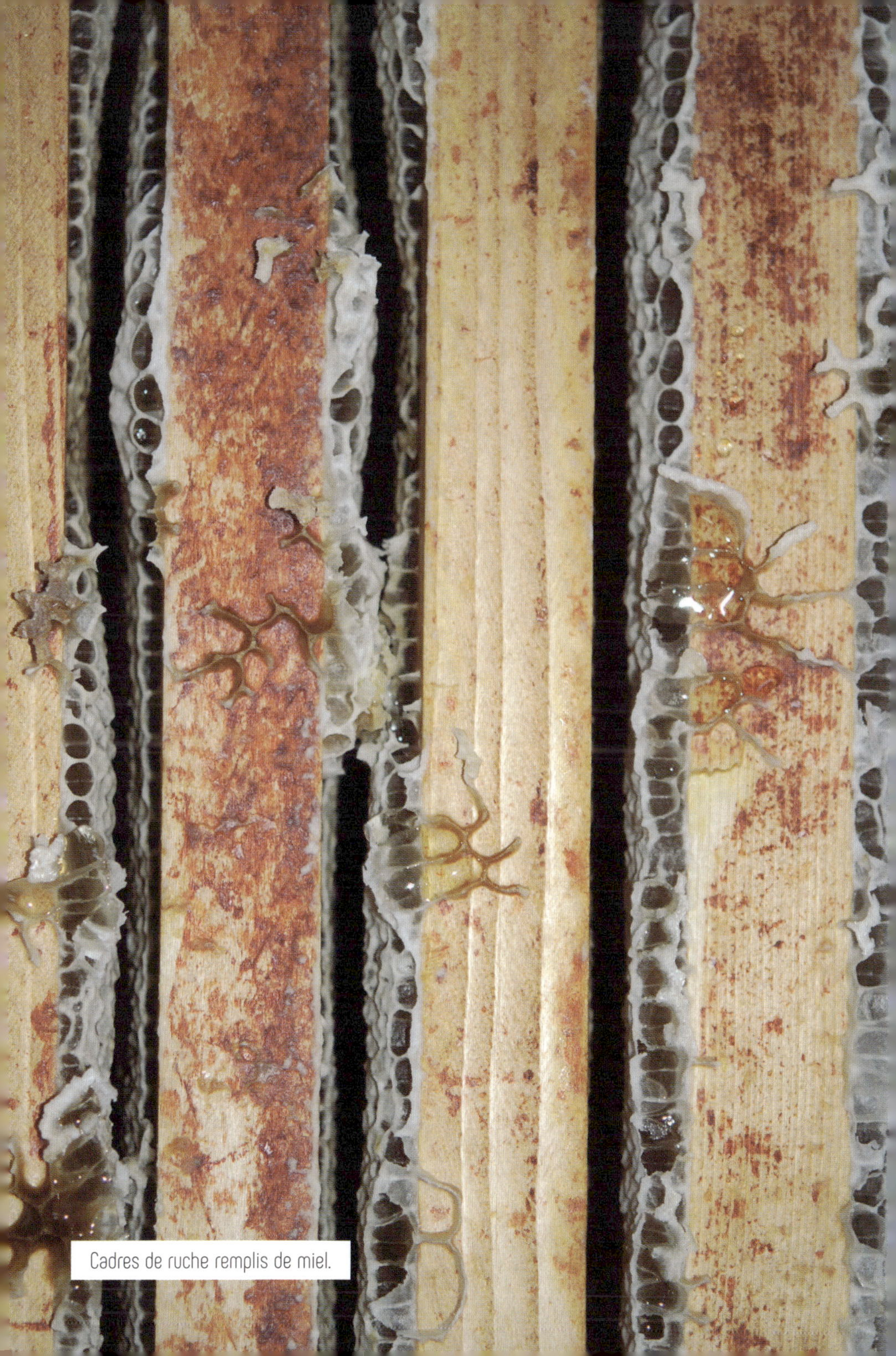

Cadres de ruche remplis de miel.

Sources bibliographiques

- Afrin S., *et al.*, « *Strawberry-tree honey induces growth inhibition of human colon cancer cells and increases ROS generation : a comparison with manuka honey* », *International Journal of Molecular Sciences*, n° 18, 2017.
- Aguiar R., *et al.*, « *Anaphylaxis caused by honey : a case report* », *Asia Pacific Allergy*, n° 7, 2017.
- Ahmed S., « Tous dépendants au sucre », *Les Dossiers de la recherche*, n° 6, 2013.
- Akagawa M., *et al.*, « *Production of hydrogen peroxide by polyphenols and polyphenol-rich beverages under quasi-physiological conditions* », *Bioscience Biotechnology Biochemistry*, n° 67, 2003.
- Albouy V., « Les fleurs parlent aux insectes », *Insectes*, n° 133, 2004.
- Amiot M., *et al.*, « Les composés phénoliques des miels : étude préliminaire sur l'identification et la quantification par familles », *Apidologie*, n° 20, 1989.
- Anand S., *et al.*, « *Agastache honey has superior antifungal activity in comparison with important commercial honeys* », *Scientific Reports*, n° 9, 2019.
- Anand S., *et al.*, « *Antimicrobial activity of Agastache honey and characterization of its bioactive compounds in comparison with important commercial honeys* », *Frontiers in Microbiology*, n° 10, 2019.
- Ashkin E., *et al.*, « *A spoonful of honey helps a coughing child sleep* », *The Journal of Family Practice*, n° 62, 2013.
- Bang L., *et al.*, « *The effect of dilution on the rate of hydrogen peroxide production in honey and its implications for wound healing* », *The Journal of Alternative and Complementary Medicine*, n° 9, 2003.
- Benneteau-Pelissero C., « Polyphénols et voies de signalisation, données récentes », *Cahiers de nutrition et de diététique*, n° 49, 2014.
- Berg A. et Konig D., « *The glycemic index of different German honeys* », *Ernahrungs-Umschau*, n° 55, 2008.

- Bodt G. de, « Miel : le miel pansement est arrivé », *Abeilles et Compagnie*, n° 100, 2004.
- Bogdanov S., *et al.*, « *Honey for nutrition and Health : a review* », *American Journal of the College of Nutrition*, n° 27, 2008.
- Borel P., « Biodisponibilité des phytomicronutriments : Mécanismes impliqués et stratégies d'amélioration », *Innovations agronomiques*, n° 42, 2014.
- Brauer G. et Stansbury J., « *Cements containing syringic acid esters o-ethoxybenzoic acid and zinc oxide* », *Journal of Dental Research*, n° 63, 1984.
- Brudzynski K., *et al.*, « *Re-examining the role of hydrogen peroxide in bacteriostatic and bactericidal activities of honey* », *Frontiers in Microbiology*, n° 2, 2011.
- Bucekova M., *et al.*, « *Honey glucose oxidase : its expression in honeybee workers and comparative analyses of its content and* H_2O_2*-mediated antibacterial activity in natural honeys* », *Naturwissenschaften*, n° 101, 2014.
- Bucekova M., *et al.*, « *Phytochemicals-mediated production of hydrogen peroxide is crucial for high antibacterial activity in honeydew honey* », *Scientific Reports*, n° 8, 2018.
- Carvalho C. M., *et al.*, « *Yeast species associated with honey : different identification methods* », *Archivos de Zootecnia*, n° 50, 2010.
- Castro M. et Demarco D., « *Phenolic compounds produced by secretory structures in plants : a brief review* », *Natural Product Communications*, n° 3, 2008.
- Cheemanapalli S., *et al.*, « *Syringic acid – A review of its occurrence, biosynthesis, pharmacological and industrial importance* », *Biomedicine and Pharmacotherapy*, n° 108, 2018.
- Cheung Y., *et al.*, « *Phenolic acids and flavonoids profiles of commercial honey from different floral sources and geographic sources* », *International Journal of Food properties*, n° 22, 2019.
- Chirife J., *et al.*, « *The correlation between water activity and % moisture in honey : fundamental aspects and application to Argentine honeys* », *Journal of Food Engineering*, n° 72, 2006.
- Cianciosi D., *et al.*, « *Phenolic compounds in honey and their associated health benefits* : *a review* », *Molecules*, n° 23, 2018.
- Clarke D., *et al.*, « *Detection and learning of floral electrical fields by bumblebees* », *Science*, n° 340, 2013.
- Cohen H., *et al.*, « *Effect of honey on nocturnal cough and sleep quality : a double-blind, randomized, placebo-controlled study* », *Pediatrics*, n° 130, 2012.
- Cokcetin N., *et al.*, « *The antibacterial activity of Australian* Leptospernum *honey correlates with methylglyoxal levels* », *PLoS ONE*, n° 11, 2016.

- Cooper R., *et al.*, « *Inhibition of biofilms through the use of Manuka honey* », *Wounds UK*, n° 7, 2011.
- Dambros M., *et al.*, « *Multiple-signaling pathways are involved in the inhibitory effect of galangin on urinary bladder contractibility* », *Neurology and Urodynamics*, n° 24, 2005.
- Darchen R. et Louis J., « Les mélipones et leur élevage : *Melipona – Trigona – Lestremelitta* », *Les Annales de l'abeille*, n° 4, 1961.
- Decaffmeter M., *et al.*, « Les médicaments peptidiques : mythe ou réalité ? », *Biotechnologie, Agronomie, Société et Environnement*, n° 12, 2008.
- Deinzer M., *et al.*, « *Pyrrolizidine alkaloids : their occurrence in honey from tansy ragwort (*Senecio jacobaea*)* », *Science*, n° 195, 1977.
- Descottes B., « Cicatrisation par le miel, l'expérience de vingt-cinq années », *Phytothérapie*, n° 7, 2009.
- Dirscherl K., *et al.*, « *Luteolin triggers global changes in the microglial transcriptome leading to a unique anti-inflammatory and neuroprotective phenotype* », *Neuroinflammation*, n° 7, 2010.
- Dudley J., *et al.*, « *Does white wine qualify for French paradox ? Comparison of the cardioprotective effects of red and white wines and their constituents : resveratrol, tyrosol and hydroxytyrosol* », *Journal of Agriculture and Food Chemistry*, n° 56, 2008.
- Dutau G. et Rance F., « Allergies aux miels et aux produits de la ruche », *Revue française d'allergologie*, n° 49, 2009.
- Faye L. et Champey Y., « Plantes, médicaments et génétique. Quelles applications pour demain ? », *Médecine/Sciences*, n° 24, 2008.
- Festa F., *et al.*, « *Strong antioxidant activity of ellagic acid in mammalian cells* in vitro *revealed by the comet assay* », *Anticancer Research*, n° 21, 2001.
- Fioretti F. et Haïkel Y., « Carie et sucres », *Médecine des maladies métaboliques*, n° 4, 2010.
- Giorgi D. et Rouquier S., « Le bon goût des récepteurs », *Médecine/Sciences*, n° 16, 2000.
- Gleiter R., *et al.*, « *Influence of type and state of crystallization on the water activity in honey* », *Food Chemistry*, n° 96, 2006.
- Goldman R., « *Honey for treatment of cough in children* », *Le Médecin de famille canadien*, n° 60, 2014.
- Good A., *et al.*, « *Honey bees avoid nectar colonized by three bacterial species, but not by a yeast species, isolated from bee gut* », *PLoS ONE*, n° 9, 2014.
- Gougerot-Pocidalo M.-A., *et al.*, « Quand les polynucléaires neutrophiles attrapent les agents pathogènes dans leurs filets », *Médecine/Sciences*, n° 23, 2007.

- GREGO E., *et al.*, « *Evaluation of antimicrobial activity of Italian honey for wound healing application in veterinary medicine* », *Archives suisses de médecine vétérinaire*, n° 158, 2016.
- GROBLER S., *et al.*, « *The effect of honey on human tooth enamel in vitro observed by electron microscopy and microhardness measurements* », *Archives of Oral Biology*, n° 39, 1994.
- GROOT T. de, *et al.*, « *Antifungal activity of a medical-grade honey formulation against* Candida auris », *Journal of Fungi*, n° 7, 2021.
- HABLUETZEL A., *et al.*, « *Impact of honey on dental erosion and adhesion of early bacterial colonizers* », *Scientific Reports*, n° 8, 2018.
- HAÏKEL Y. et HEMMERLÉ J., « Thérapeutique éthiopathogénique de la carie », *Encyclopédie médico-chirurgicale – Stomatologie et Odontologie*, n° 23, 1993.
- HEIL M., « *Nectar : generation, regulation and ecological functions* », *Trends in plant science*, n° 16, 2011.
- HEMMERLÉ J., « Des parfums, des couleurs et… des champs électriques », *Fruits et Abeilles*, n° 6, 2016.
- HEMMERLÉ J., « Plantes toxiques et miel », *Fruits et Abeilles*, n° 10, 2016.
- HEMMERLÉ J., « Être ou ne pas être… domestique », *L'Abeille de France*, n° 1066, 2019.
- HEMMERLÉ J., « Des robiniers et des abeilles », *Fruits et Abeilles*, n° 5, 2019.
- HEMMERLÉ J., « Des tilleuls et des abeilles », *Fruits et Abeilles*, n° 6, 2019.
- HEMMERLÉ J., « Des châtaigniers et des abeilles », *Fruits et Abeilles*, n° 10, 2019.
- HEMMERLÉ J., « Des bruyères et des abeilles », *Fruits et Abeilles*, n° 12, 2019.
- HEMMERLÉ J., « Essaimage naturel : un genre de "destruction créatrice" », *L'Abeille de France*, n° 1086, 2021.
- ISTASSE T., *et al.*, « *Extraction of honey polyphenols : method development and evidence of Cis isomerisation* », *Analytical Chemistry Insights*, n° 11, 2016.
- JACQUOT M., *et al.*, *La Couleur des aliments : de la théorie à la pratique*, Lavoisier, coll. « Sciences & techniques agroalimentaires », 2012.
- JANSEN S., *et al.*, « *Grayanotoxin poisoning : "mad honey disease" and beyond* », *Cardiovascular Toxicology*, n° 12, 2012.
- JIANG L., *et al.*, « *Phenolics and carbohydrates in buckwheat honey regulate the human intestinal microbiota* », *Evidence-Based Complementary and Alternative Medicine*, ID 6432942, 2020.
- JOHARA F., *et al.*, « *Topical honey applications for treatment of* Herpes labialis *: a review* », *Journal of Scientific Dentistry*, n° 8, 2018.
- KAWKMAN P., *et al.*, « *The major medicinal honeys have different mechanisms of bacterial activity* », *PLoS ONE*, n° 6, 2011.

- Kempf M., *et al.*, « *Pyrrolizidine alkaloids in honey : Risk analysis by gas chromatography-mass spectrometry* », *Molecular Nutrition & Food Research*, n° 52, 2008.
- Kim W., *et al.*, « *Concentration in nectar feeding* », *Proceedings of the National Academy of Sciences*, n° 108, 2011.
- Kreider R., *et al.*, « *Honey : an alternative sports gel* », *Strength and Conditioning Journal*, n° 24, 2002.
- Kujawska M., *et al.*, « *Honey-based mixtures used in home medicine by nonindigenous population of Misiones, Argentina* », *Evidence-Based Complementary and Alternative Medicine*, ID 579350, 2012.
- Lanzelotti P., « Les alcaloïdes des miels », *Abeilles et Compagnie*, n° 145, 2011.
- Le nagard M., « L'émergence de la méthode scientifique moderne », *Science & Univers*, n° 38, 2021.
- Lecerf J.-M., « Effets métaboliques du fructose et du miel », *Phytothérapie*, n° 7, 2009.
- Lenoir M., *et al.*, « *Intense sweetness surpasses cocaine* », *PLoS ONE*, n° 2, 2007.
- Leroy P., *et al.*, « L'impact du miellat de puceron au niveau des relations tritrophiques entre les plantes-hôtes, les insectes ravageurs et leurs ennemis naturels », *Biotechnology, Agronomy and Society and Environment*, n° 13, 2009.
- Liu R., *et al.*, « *Pinocembrin improves cognition and protects the neurovascular unit in Alzheimer related deficits* », *Neurobiology of Aging*, n° 35, 2014.
- Lu J., *et al.*, « *Manuka-type honeys can eradicate biofilms produced by* Staphylococcus aureus *strains with different biofilm-forming abilities* », *PeerJ*, n° 2, 2014.
- Lu J., *et al.*, « *Honey can inhibit and eliminate biofilms produced by* Pseudomonas aeruginosa », *Scientific Reports*, n° 9, 2019.
- Majtan J., *et al.*, « *Effect of honey and its major royal jelly protein 1 cytokine and MMP-9 mRNA transcripts in human keratinocytes* », *Experimental Dermatology*, n° 19, 2009.
- Majtan J., « *Methylglyoxal : a potential risk factor of manuka honey in healing of diabetic ulcers* », *Evidence-Based Complementary and Alternative Medicine*, ID 295494, 2011.
- Majtan J., *et al.*, « *Methylglyoxal-induced modifications of significant honeybee proteinous components in manuka honey : possible therapeutic implications* », *Fitoterapia*, n° 83, 2012.
- Mane P., « Abeilles et apiculture dans l'iconographie médiévale », *Anthropozoologica*, n° 14-15, 1991.

- Marchenay P., « Miels, miellats, miellées », *Journal d'agriculture traditionnelle et de botanique appliquée*, vol. XXXV, 1988.
- Marcoux E., « Diabète : le rôle du méthylglyoxal mis à jour », *L'Actualité chimique*, n° 290-291, 2005.
- Martinnotti S., *et al.*, « *Honeydew honey : biological effects on skin cells* », *Molecular Cellular Biochemistry*, n° 435, 2017.
- Massaux C., « Les polyphénols : des alliés pour valoriser votre miel », *Abeilles & Compagnie*, n° 160, 2014.
- Massaux C., « Polyphénols : des alliés pour la santé », *Abeilles & Compagnie*, n° 149, 2012.
- Mato I., *et al.*, « *Significance of non-aromatic organic acids in honey* », *Journal of Food Protection*, n° 66, 2003.
- Meurman J., *et al.*, « *Experimental sport drinks with minimal dental erosion effect* », *Scandinavian Journal of Dental Research*, n° 98, 1990.
- Morand C. et Milenkovic D., « Polyphénols et santé vasculaire : mise en évidence du rôle direct des polyphénols dans les effets bénéfiques des agrumes dans la protection vasculaire », *Innovations agronomiques*, n° 42, 2014.
- Murkovic M. et Pichler N., « *Analysis of 5-hydroxymethylfurfural in coffee, dried fruits and urine* », *Molecular Nutrition and Food Research*, n° 50, 2006.
- Naef R., *et al.*, « *From the linden flower to linden honey : volatile constituents of linden nectar, the extract of bee-stomach and ripe honey* », *Chemistry & Biodiversity*, n° 1, 2004.
- Nassar H., *et al.*, « *Effect of honey on* Streptococcus mutans *growth and biofilm formation* », *Applied and Environmental Microbiology*, n° 78, 2012.
- Nesovic M., *et al.*, « *Polyphenol profile of buckwheat honey, nectar and pollen* », *Royal Society Open Science*, n° 7, 2020.
- Olthof M., *et al.*, « *Chlorogenic acid and caffeic acid are absorbed in humans* », *The Journal of Nutrition*, n° 131, 2001.
- Oszmiansky J. et Lee C., « *Inhibition of polyphenol oxidase activity and browning by honey* », *Journal of Agriculture and Food Chemistry*, n° 38, 1990.
- Pajor M., *et al.*, « *The antimicrobial potential of bacteria isolated from honey samples produced in the apiaries located in Pomeranian Voivodeship in northern Poland* », *International Journal of Environmental Research and Public Health*, vol. 15, 2018.
- Passemard B. et Priymenko N., « L'intoxication des chevaux par les séneçons, une réalité en France », *Revue médicale vétérinaire*, n° 158, 2007.
- Pauliuc D., *et al.*, « *Antioxidant activity, total phenolic content, individual phenolics and physicochemical parameters suitability for Romanian honey authentication* », *Foods*, n° 9, 2020.

- Pepeljnjak S. et Kosalec I., « *Galangin expresses bactericidal activity against multiple-resistant bacteria : MRSA,* Enterococcus *spp. and* Pseudomonas aeruginosa », *FEMS Microbiology Letters*, n° 240, 2004.
- Perichon S., « De l'élevage des abeilles mélipones à l'apiculture moderne : une enquête ethnozoologique réalisée dans des forêt tropicales sèches au Pérou », *Cahiers Agricultures*, n° 22, 2013.
- Petti S. et Scully C., « *Polyphenols, oral health and disease : a review* », *Journal of Dentistry*, n° 37, 2009.
- Pranskuniene Z., *et al.*, « *Ethnomedicinal uses of honeybee products in Lithuania : the first analysis of archival sources* », *Evidence-Based Complementary and Alternative Medicine*, ID 9272635, 2016.
- Pyrzynska K. et Biesaga M., « *Analysis of phenolic acids and flavonoids in honey* », *Trends in Analytical Chemistry*, n° 287, 2009.
- Rabie E., *et al.*, « *How methylglyoxal kills bacteria : an ultrastructural study* », *Ultrastructural Pathology*, n° 40, 2016.
- Ranzato E., *et al.*, « *Honey exposure stimulates wound repair of human dermal fibroblasts* », *Burns and Trauma*, n° 1, 2013.
- Reinhard A., *et al.*, « *Feeding deterrence and detrimental effects of pyrrolizidine alkaloids fed to honey bees (*Apis mellifera*)* », *Journal of Chemical Ecology*, n° 35, 2009.
- Rondeau V., *et al.*, « *Aluminum and silica in drinking water and the risk of Alzheimer's disease or cognitive decline : findings from 15-year follow-up of the PAQUID cohort* », *American Journal of Epidemiology*, n° 169, 2009.
- Ruisinger B. et Schieberle P., « *Characterization of the key aroma compounds in rape honey by means of the molecular sensory science concept* », *Journal of Agricultural and Food Chemistry*, n° 60, 2012.
- Salehi B., *et al.*, « *The therapeutic potential of Apigenin* », *International Journal of Molecular Sciences*, n° 20, 2019.
- Salomen A., *et al.*, « *Screening bioactivity and bioactive constituents of nordic unifloral honeys* », *Food Chemistry*, n° 237, 2017.
- Serrao J., *et al.*, « *Aquaporins in the honeybee crop : a new function for an old organ* », *Protoplasma*, n° 251, 2014.
- Sojka M., *et al.*, « *Antibiofilm efficacy of honey and bee-derived defensin-1 on multispecies wound biofilm* », *Journal of Medical Microbiology*, n° 65, 2016.
- Song J.-M., *et al.*, « *Antiviral effect of catechins in green tea on infuenza virus* », *Antiviral Research*, n° 68, 2005.
- Thomson M., *et al.*, « *In-vitro and intra-oral investigations into the cariogenic potential of human milk* », *Caries Research*, n° 30, 1996.

- Trautvetter S., *et al.*, « *Confirmation of phenolic acids and flavonoids in honeys by UPLC-MS* », *Apidologie*, n° 40, 2009.
- Viel C. et Doré J.-C., « Histoire et emplois du miel, de l'hydromel et des produits de la ruche », *Revue d'histoire de la pharmacie*, n° 337, 2003.
- Walther B., *et al.*, « Miel et taux de glycémie », *Revue suisse d'apiculture*, n° 3, 2012.
- Wang J. et Chang T., « *Methylglyoxal content in drinking coffee as a cytotoxic factor* », *Journal of Food Science*, n° 75, 2010.
- Weber M., *et al.*, « Intoxication collective par "miel fou" à l'île de la Réunion (océan Indien) », *Bulletin de la Société de pathologie exotique*, n° 102, 2009.
- Weng Z., *et al.*, « *Quercetin is more effective than cromolyn in blocking human mast cell cytokine release and inhibits contact dermatitis and photosensitivity in humans* », *PLoS ONE*, n° 7, 2012.
- Weston R., « *The contribution of catalase and other natural products to the antibacterial activity of honey : a review* », *Food Chemistry*, n° 71, 2000.
- Wiese N., *et al.*, « *The terpenes of leaves, pollen, and nectar of thyme (*Thymus vulgaris*) inhibit growth of bee disease-associated microbes* », *Scientific Reports*, n° 8, 2018.
- Xu X., *et al.*, « *Honey isomaltose contributes to the induction of granulocyte-colony stimulating factor (G-CSF) secretion in the intestinal epithelial cells following honey heating* », *Scientific Reports*, n° 10, 2020.
- Yoon C., *et al.*, « L'acide gallique, acide polyphénolique naturel, induit l'apoptose et inhibe des gènes pro-inflammatoires dans les synoviocytes fibroblastiques de polyarthrite rhumatoïde », *Revue du rhumatisme*, n° 80, 2013.
- Youdim K., *et al.*, « *Interaction between flavonoids and the blood-brain barrier : in vitro studies* », *Journal of Neurochemistry*, n° 85, 2003.
- Zhang F.-P., *et al.*, « *Dual effect of phenolic nectar on three floral visitors of* Elsholtzia rugulosa *(*Lamiaceae*) in SW China* », *PLoS ONE*, n° 11, 2015.
- Zimmer R., « Du miel et des sapins », *Abeilles et Compagnie*, n° 109, 2005.

Abréviations, sigles et acronymes

ADN	acide désoxyribonucléique
AEC	avant l'ère commune (avant notre ère)
AGE	*advanced glycation end-products* (« produits de glycation avancés » en français)
AOC	appellation d'origine contrôlée
AOP	appellation d'origine protégée
AP	alcaloïde pyrrolizidinique
$\mathbf{a_w}$	activité de l'eau
°C	degré Celsius, unité de l'échelle de température Celsius
Da	symbole du dalton : unité de masse atomique unifiée utilisée dans le domaine de la biochimie ; 1 Da est égal à 1,66 × 10^{-27} kg et équivaut, à l'échelle macroscopique, à 1 g/mol
DM	dispositif médical
ERO	espèce réactive de l'oxygène
g/mol	gramme par mole : quantifie la masse molaire moléculaire
GOx	glucose oxydase
Gt	grayanotoxine
$\mathbf{H_2O_2}$	peroxyde d'hydrogène, couramment appelé « eau oxygénée »
HMF	hydroxyméthylfurfural
IG	index glycémique
IGP	indication géographique protégée

kDa kilodalton (équivaut à 1 000 daltons) : quantifie la masse moléculaire
M masse molaire moléculaire (s'exprime en g/mol)
meq/kg milliéquivalent par kilogramme
MGo méthylglyoxal
mol/l mole par litre : quantifie la concentration molaire d'un soluté
mS/cm millisiemens par centimètre
OMS Organisation mondiale de la santé
ORAC Oxygen Radical Absorbance Capacity
PAM peptide antimicrobien
pH potentiel hydrogène : mesure l'acidité ou la basicité d'une solution
ppb partie par milliard
ppm partie par million
% m pourcentage massique
% m/V pourcentage masse/volume
% V/V pourcentage volume/volume

Glossaire

Acériculteur : Personne qui exploite une érablière pour la production de sirop d'érable.
Aglycone : Partie non glucidique d'un hétéroside.
Allergène : Substance qui déclenche une allergie.
Aphidiens : Nom scientifique des pucerons vrais.
Aphidiphage : Qui se nourrit d'aphidiens.
Autotrophe : Organisme capable de générer sa propre matière organique.
Biofilm : Population de micro-organismes enrobée d'une matrice extracellulaire autoproduite.
Brix (degré) : Mesure la fraction de sucre dans un liquide. Le degré Brix (°B) correspond à la quantité (en grammes) de saccharose dissous dans 100 grammes de solution.
Chélateur : Qui a la propriété de former un composé avec un cation métallique.
Cicadelle : Insecte piqueur-suceur appartenant à l'ordre des hémiptères.
Cochenille : Insecte piqueur-suceur appartenant à l'ordre des hémiptères.
Colette : Genre d'abeille revêtue de poils courts et denses.
Dextrogyre : Qui dévie vers la droite le plan de la lumière polarisée.
Électuaire : Onguent à base de poudres incorporées dans du miel.
Exophage : Qui ponctionne sa nourriture depuis l'extérieur de son hôte.
Fimbriae : Structures fibrillaires et rigides (poils) situées à la surface des bactéries, surtout à Gram négatif.
Glycosidase : Catalyse l'hydrolyse de liaisons glycosidiques. Synonyme : glycoside hydrolase.
Gram négatif : Type bactérien entouré de deux membranes, identifié *via* une technique de coloration.
Gram positif : Type bactérien doté d'une seule membrane, identifié *via* une technique de coloration.
Hémiptères : Ordre regroupant les hétéroptères (punaises) et les homoptères (cigales, cicadelles et pucerons).
Hétérotrophe : Qui se nourrit de substances organiques.
Immunoglobuline : Molécule ayant des fonctions d'anticorps.
Inflorescence : Groupe de fleurs.

Lévogyre : Qui dévie vers la gauche le plan de la lumière polarisée.
Linalol : Alcool terpénique possédant une odeur florale.
Lipopolysaccharide : Composant de la paroi des bactéries à Gram négatif.
Méliponiculteur : Éleveur d'abeilles mélipones.
Mellite : Sirop à base de miel.
Méthicilline : Antibiotique de la famille des pénicillines.
Micelle : Agrégat de molécules en dispersion dans une solution colloïdale.
Microbiote : Ensemble des micro-organismes d'un milieu donné.
Oxymiel : Mélange d'eau, de miel et de vinaigre.
Peptidoglycane : Composant de la paroi bactérienne, qui assure la forme de la bactérie.
Phloème : Tissu vasculaire conduisant la sève élaborée chez les plantes.
Phytopathogène : Agent susceptible de provoquer une maladie chez les végétaux.
Polylectique : Qui butine de nombreuses plantes différentes.
Polyphénol oxydase : Enzyme pouvant utiliser différents composés phénoliques comme substrat.
Prévalence : Nombre de cas enregistrés à un moment donné.
Rhizosphère : Regroupe les racines d'une plante et le volume de sol qu'elles explorent.
Sériciculture : Élevage des vers à soie.
Staphylocoque doré : Bactérie à Gram positif très pathogène.
Trophallaxie : Mode de transfert de nourriture utilisé par des insectes sociaux.
Trophallergène : Substance allergène contenue dans les aliments et les boissons.

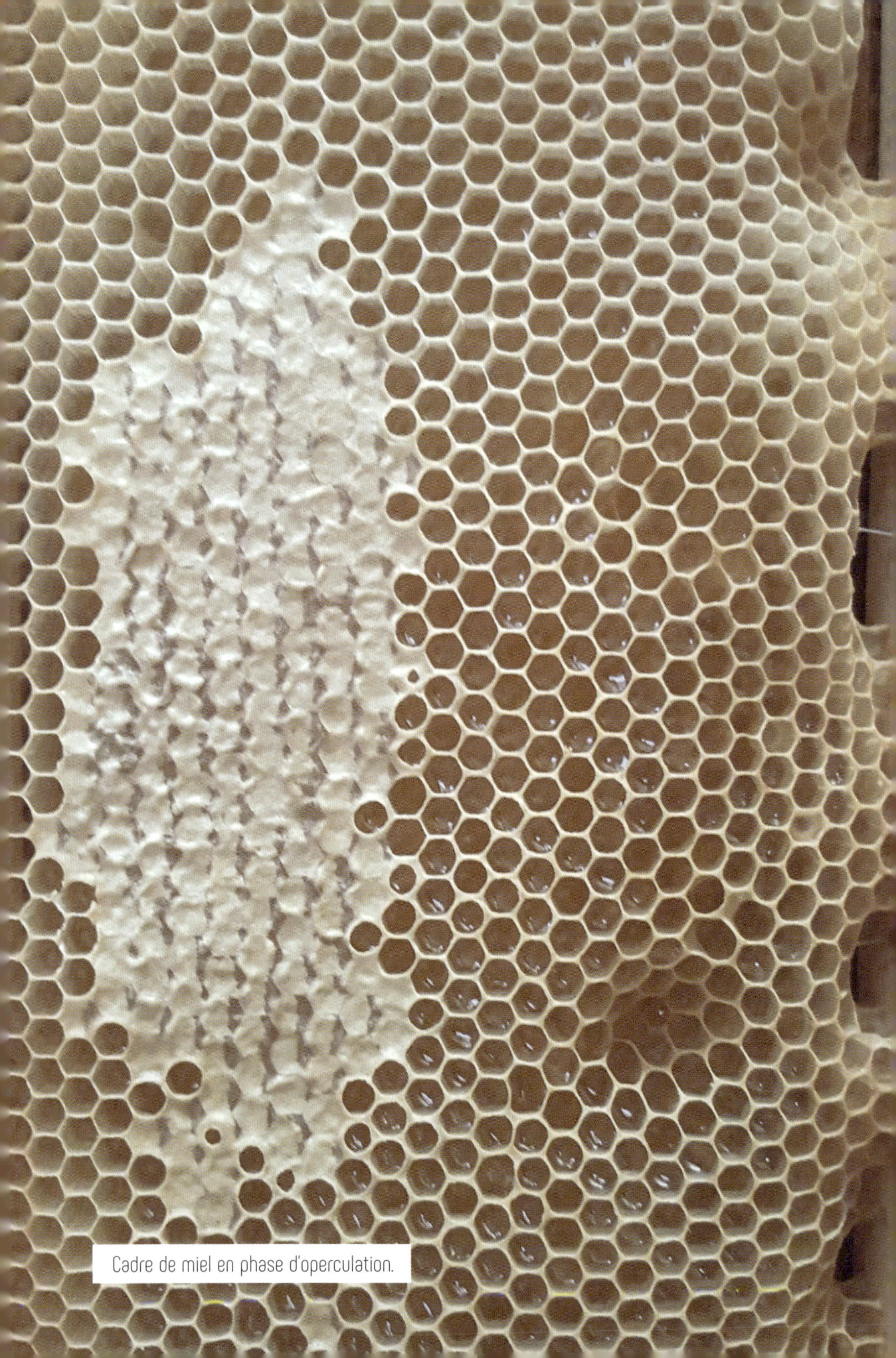

Cadre de miel en phase d'operculation.

Index

A

B

C

F

G

H

I

J

K

L

M

Q

R

S

T

V

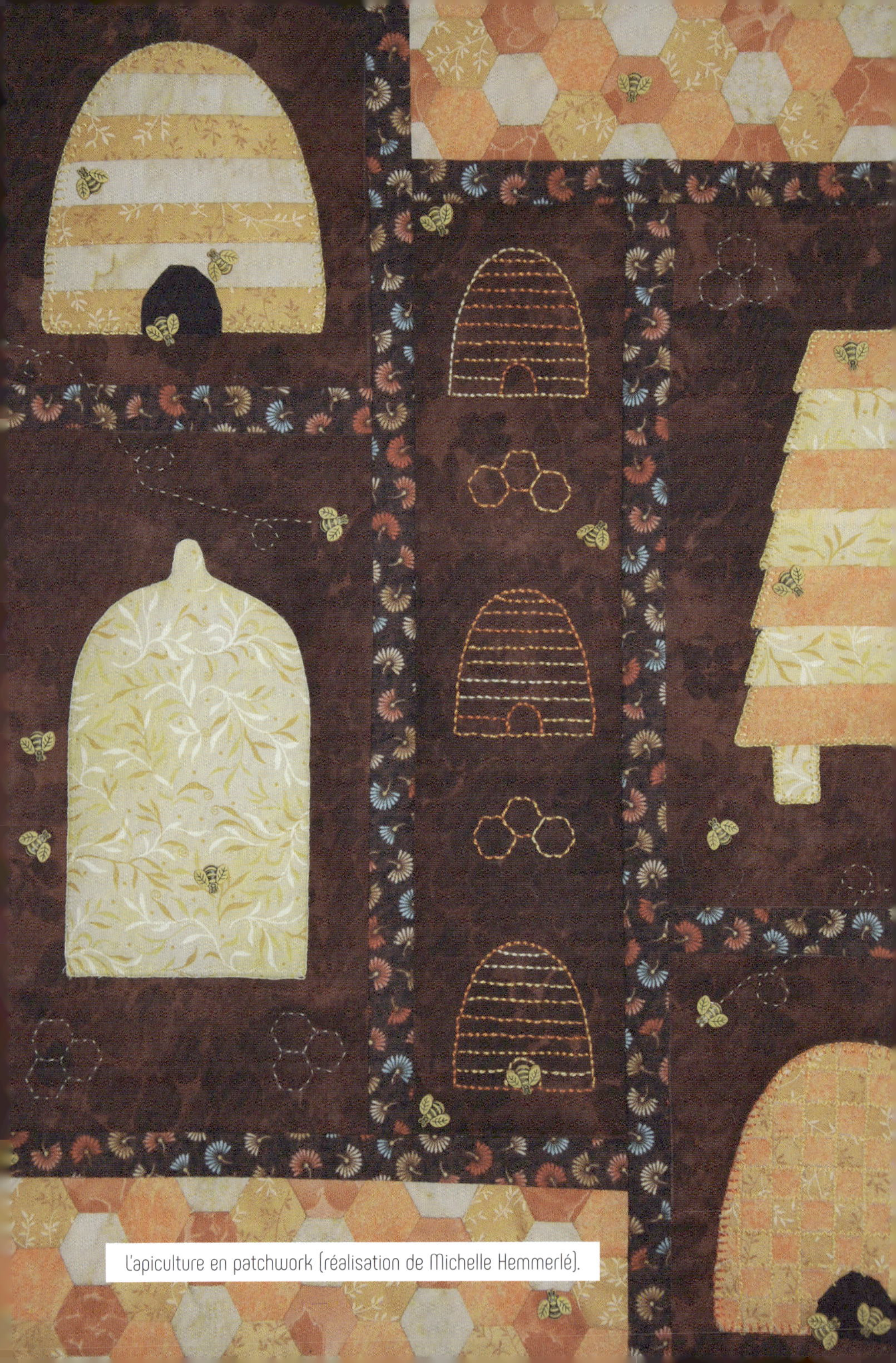

L'apiculture en patchwork (réalisation de Michelle Hemmerlé).

Postface

Le livre de Joseph Hemmerlé explique à l'amateur et au consommateur de miel ce qu'est réellement ce produit merveilleux, fruit de l'ingéniosité et du travail des abeilles. Le docteur Hemmerlé utilise une approche didactique partant de la fabrication du produit dans la ruche, passant par le contenu du miel en molécules pharmacologiquement actives et finissant par des aspects moins bien connus, comme la toxicité de certains miels. Il s'agit donc d'un ouvrage complet et malgré tout très abordable, riche en photographies et autres illustrations et tableaux, qui éclairent ceux qui veulent comprendre les diverses propriétés des miels.

Cette analyse systématique des différentes facettes du miel est une caractéristique de Joseph Hemmerlé, auprès de qui j'ai eu la chance de travailler pendant de très nombreuses années. Non seulement il nous a toujours régalés avec sa production personnelle de miels, mais, en plus, il n'a jamais cessé de se pencher avec enthousiasme sur les multiples questions scientifiques liées au produit de la ruche ; ce qui m'a toujours fortement passionné, car on touche là à plein d'aspects physico-chimiques de ce matériau complexe.

Ce travail, très factuel, fruit de recherches bibliographiques exhaustives et d'expérimentations menées par l'auteur, comble une lacune dans la littérature du domaine. Voici enfin un ouvrage qui va au fond des choses, un livre qui donne envie de s'intéresser au produit et qui fournit en même temps les outils permettant d'en faire un usage raisonné.

Je tiens donc à remercier Joseph Hemmerlé de partager avec les lecteurs une vision globale de cet exceptionnel élixir que nous offrent les abeilles, par ailleurs indispensables pour polliniser les végétaux dont nous avons besoin pour nous nourrir et même pour respirer !

Dr Vincent Ball
Professeur des Universités,
Enseignant-chercheur en physico-chimie

Du même auteur

À la santé des abeilles

Éditions de Terran, 17 × 19 cm, 2021

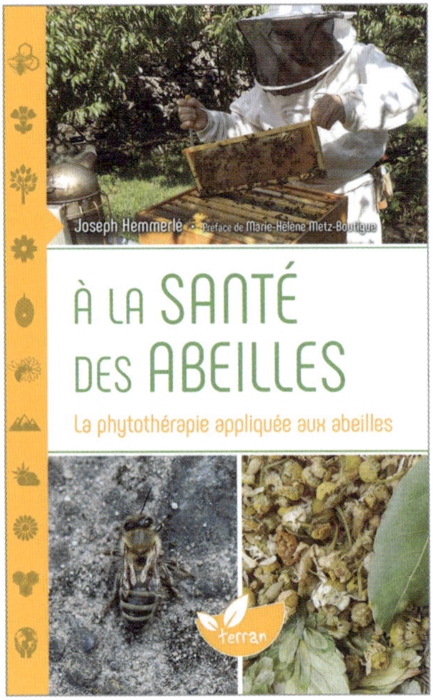

C'est une chose de posséder des ruches, c'en est une autre de maintenir des abeilles saines, voire de restaurer la santé d'une colonie malade. Cependant, ce défi est le quotidien de l'apiculteur. À cet égard, ce livre est un véritable outil multifonctionnel, un genre de couteau suisse, au même titre que le lève-cadre. Il s'adresse à toute personne qui élève des abeilles.

Crédits iconographiques

Toutes les photographies sont de l'auteur.
Les schémas ont été reproduits par François Le Moël.

Couverture :
Photographies de l'auteur, sauf cuillère à miel : Jiri Hera / stock.adobe.com
Dessins et pictos : ninafedorova / stock.adobe.com

Suivi éditorial : Coline Pons
Correction : Anne Desmier
Maquette : François Le Moël

Diffusion/Distribution

DG DIFFUSION – info@dgdiffusion.com

Cet ouvrage a été achevé d'imprimer par la SEPEC en janvier 2022.
Imprimé en France. Numéro d'impression : 15535211001

IMPRIM'VERT®

PEFC 10-31-1470 / Certifié PEFC / Ce produit est issu de forêts gérées durablement et de sources contrôlées. / pefc-france.org